安徽省级非物质文化遗产项目
国家中医药管理局名老中医药专家传承工作室建设项目

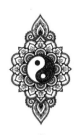

◎ 蔡圣朝 主审

贺成功 编著

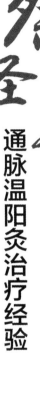

蔡圣朝

通脉温阳灸治疗经验

U0225830

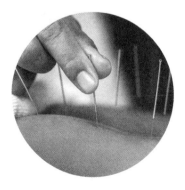

时代出版传媒股份有限公司

安徽科学技术出版社

图书在版编目(CIP)数据

蔡圣朝通脉温阳灸治疗经验 / 贺成功编著. --合肥：
安徽科学技术出版社,2021.6
ISBN 978-7-5337-8424-9

Ⅰ.①蔡⋯ Ⅱ.①贺⋯ Ⅲ.①针灸疗法-中医临床-
经验-中国-现代 Ⅳ.①R246

中国版本图书馆 CIP 数据核字(2021)第 098096 号

CAI SHENGCHAO TONGMAI WENYANGJIU ZHILIAO JINGYAN

蔡 圣 朝 通 脉 温 阳 灸 治 疗 经 验   贺成功 编著
···

出 版 人：丁凌云   选题策划：杨 洋   责任编辑：杨 洋
责任校对：张 枫   责任印制：梁东兵   装帧设计：冯 劲
出版发行：时代出版传媒股份有限公司 http://www.press-mart.com
　　　　　安徽科学技术出版社 http://www.ahstp.net
　　　（合肥市政务文化新区翡翠路 1118 号出版传媒广场,邮编：230071)
　　　　电话：(0551)63533330
印　　制：合肥创新印务有限公司 电话：(0551)64321190
（如发现印装质量问题,影响阅读,请与印刷厂商联系调换）
···

开本：880×1230 1/32   印张：6.75   字数：250 千
版次：2021 年 6 月第 1 版   2021 年 6 月第 1 次印刷
···

ISBN 978-7-5337-8424-9   定价：35.00 元

序

　　针灸是祖国传统医学的重要组成部分,为中华民族的繁衍和昌盛做出了不可磨灭的贡献。2010年11月16日,联合国教科文组织将中医针灸列入"人类非物质文化遗产代表作名录"。艾灸和针法共同构成针灸的主要内容。艾灸蕴含着中华民族与疾病做斗争的丰富经验,在数千年的防病、治病实践中形成了丰富多彩的艾文化和灸文化。古代文献中有大量灸法保健和治疗疾病的记载,《庄子·盗跖》曰:"孔子曰:'然,丘所谓无病而自灸也。'"《素问·骨空论》云:"大风汗出,灸噫嘻。"宋代窦材在《扁鹊心书》中云:"保命之法,灼艾第一,丹药第二,附子第三。"《千金方》云:"宦游吴蜀,体上常须三两处灸之,勿令疮暂瘥,则瘴疠、温虐毒不能着人,故吴蜀多行灸法。"南宋张杲撰《医说》云:"若要安,三里常不干。"

　　蔡圣朝通脉温阳灸疗法是蔡圣朝教授命名的一种温灸器灸法,是梅花针灸学派"梅花二十四灸"之一。它源于流行于江浙地区的民间灸法"铺灸""长蛇灸",其施灸时间长、灸量重、艾烟量大,灸后起泡化脓,灸治时热痛较甚。蔡教授认为,铺灸疗法用于治疗一些疑难杂症,疗效显著;但它存在的操作和艾烟等技术难题却阻碍了其推广和应用,必须进行技术改进。因此,我们经过10余年的技术攻关,基本解决了以上难题,这些技术已获得相关专利达17项。

　　2009年笔者攻读硕士研究生时,跟随导师开展通脉温阳灸器械、通脉温阳灸临床应用等方面的研究。2014年我成为蔡圣朝名医工作室的骨干成员,2017年有幸成为国家中医药管理局老中医药专家蔡圣朝学术继承人,跟师学习。2020年"周氏梅花针灸特色诊疗"丛书喜获安徽省文化和旅游厅资助。近一年来我们系统地将前期通脉温阳灸的研究成果，包括方法、器械、临床、教学等内容加以梳理，汇编成册。考虑到编写能力有限，书中难免存有遗漏或不当之处，恳请同行不吝批评与指正。

梅花针灸第八代传承人　贺成功

2021 年 3 月　于安徽合肥

目　　录

第一章 通脉温阳灸概述

第一节 通脉温阳灸的概念及研究方向

一、概念

通脉温阳灸又称蔡氏通脉温阳灸,是蔡圣朝教授在传统铺灸的基础上,结合数十年的临床经验创制的一种温灸器灸法。

蔡圣朝教授在铺灸治疗经验的基础上,结合周楣声"阳光普照区"理论,不仅创新了铺灸法的操作方法,而且探索了新的理论,逐渐发展形成了一种温灸器灸法——通脉温阳灸。"温"是指艾灸疗法借助于艾叶(药艾炷或药艾条)或隔物灸等中药甘温、补益以及辛香走窜之性的药理作用,以及艾制品(艾炷或艾条)在燃烧时产生的温热刺激,以起到疏通经络、扶正补虚、祛除邪气的作用;"通脉"指通脉温阳灸具有温通经脉的作用;"温阳"是指通脉温阳灸具有温补阳气的作用。

二、研究方向

通脉温阳灸作为一门独立的温灸器灸法,有其明确的研究方向。

1. 对施灸方法的研究

通脉温阳灸是一种温灸器灸法,借助于各种通脉温阳灸治疗器来进行操作，方法多种多样。因此，我们将治疗操作方法作为一个研究方向。以姜末、蒜泥、中药药丸等不同的隔衬物为灸材的施灸具有隔物灸的特点；以督灸盒为温灸器、不放置隔衬物的施灸具有非隔物灸的特点。治疗后，皮肤起泡、化脓、形成瘢痕则具有化脓灸的特点；治疗时，作用温和舒适，治疗后皮肤不起泡、化脓，则具有温和灸的特点。

传统的铺灸是指在督脉大椎穴至腰俞穴之间施灸，而通脉温阳灸则可以借助于不同的温灸器来施灸，既可以全段施灸，又可以分段施灸。根据不同的施灸部位（如项部、项背部、背部、背腰部、腰部、腰骶部、骶部）分别采取不同的灸器灸治。对体形肥胖、不耐俯卧的患者，可予通脉温阳灸治疗床施灸。

2. 对器械的研究

传统铺灸主要有两大难题：一是操作技术上存在的问题，二是治疗后艾烟污染空气环境的问题。治疗性艾灸器械可以解决通脉温阳灸治疗过程中存在的技术难题；辅助性艾灸器械可以解决通脉温阳灸治疗过程中存在的艾烟污染、隔衬物成形、药物制剂、艾炷制作等其他方面的难题。对器械研究可以让通脉温阳灸的操作更安全、方便，为操作的标准化奠定了基础。

3. 对药物的研究

药物作用是通脉温阳灸发挥功效的因素之一，以疾病为导向是通脉温阳灸药物研究的主要方向之一。本灸法在应用发展过程中，所用药物的剂型、配方和剂量也在不断发生变化。首先，对艾叶制品的药物作用及剂型、配方、剂量的研究，艾叶可以制成艾绒再加工成艾炷、艾条，也可以加入配方药物制成药艾炷、药艾条；其次，对隔衬物的药物作用及剂型、配方、剂量的研究，如姜末、蒜泥以及其他材料做成的隔衬物，因剂型不同可具有不同的药力，故可以将它们做成不同形状以提高疗效；最后，对督脉附近皮肤涂抹的药粉、药酒、药膏和剂型、配方、剂量的研究，如最早使用的药粉斑麝粉。我们通过研究发现,斑蝥不仅刺激性强而且易于发泡,麝香则辛香走窜之力效宏,肉桂则温补肾阳、脾阳。此外,蔡教授通脉温阳灸药酒具有祛风除湿、醒神通络、活血化瘀之功,主要成分为红花、蜈蚣、全虫、附片、当归、川芎、冰片等(将上述药材浸酒,备用)。

4. 对适应证的研究

通脉温阳灸法是对传统灸法的继承和创新,具有传统灸法的核心要素,它在技术方法上不断推陈出新,扩大了适应证的范围。此灸法是用于治未病的保健灸,即可以让亚健康人群做到未病先防,改善体质;此灸法也可用于临床治疗疾病,如呼吸系统疾病、心血管系统疾病、运动系统疾病、免疫系统疾病、代谢性疾病和泌尿生殖系统疾病等。

5. 对临床实训教学的研究

通脉温阳灸全国普及度高、应用广泛,适用于临床带教培训实习生、研究生、规培生、进修生。在临床实习培训过程中,我们总结发明了"互动式体验实训教学法",并将其应用于其他针灸疗法的实训教学中。

6. 对名医经验的总结

蔡圣朝教授,出身中医世家,师承梅花针灸学派第六代传承人周楣声教授,是国家中医药管理局第五批、第六批老中医药专家经验继承指导老师,从事针灸临床 47 年,学验俱丰,擅长应用灸法防治疑难杂症。蔡圣朝教授是通脉温阳灸的发明人,在临床中不断总结通脉温阳灸的诊疗经验,并将通脉温阳灸法发扬光大。

第二节　通脉温阳灸的特点

通脉温阳灸是一种温灸器灸法。治疗时,可放置姜末或蒜泥进行隔物灸操作,也可不放置生姜末等隔衬物进行温和灸操作。在温和灸时,既可用温灸器全段或分段施灸,也可在1条或数条经脉同时灸治;患者可以采取不同体位施灸,如俯卧位,可使用各种通脉温阳灸温灸器灸治;或仰卧位,使用通脉温阳灸治疗床施灸。通脉温阳灸可与通脉温阳灸排烟系统、聚烟罩、艾烟净化器和艾烟净化车等配合达到无烟治疗的目的。

一、通脉温阳灸的分类

1.温和灸与化脓灸

根据施灸后皮肤是否起泡、化脓,将通脉温阳灸分为温和灸和化脓灸两种。

(1)温和灸:是指通脉温阳灸施灸时,疗法温和、舒适,灸后皮肤不起泡、不化脓。它包括使用隔衬物的隔物灸和不使用隔衬物的非隔物灸。

(2)化脓灸:是指通脉温阳灸施灸时,施灸部位疼痛较甚,灸后皮肤起泡、化脓。它包括使用隔衬物的隔物灸和不使用隔衬物的非隔物灸。

2.隔物灸与非隔物灸

(1)隔物灸:是指施灸时,灸材和皮肤之间隔衬一层药物。包括传统的艾炷隔物灸、铺灸和使用温灸器操作的温灸器灸。隔衬物包括新鲜的姜片、蒜泥、附子饼,以及经过加工的复方药豆、药饼和药膏等。

（2）非隔物灸：是指施灸时，不放置隔衬物施灸。

通脉温阳灸兼具温灸器隔物灸和非隔物灸的特点。温灸器内放置隔衬物的施灸称为通脉温阳灸隔物灸，不放置隔衬物的施灸则称为通脉温阳灸非隔物灸。

3. 分部施灸与分经施灸

（1）分部施灸：使用通脉温阳灸治疗器从大椎穴至腰俞穴全程施灸的称为全段灸，在背腰骶部分段施灸的（即分别施灸背灸、腰灸、骶灸或腰骶灸的）称为分部施灸。

（2）分经施灸：根据督灸盒的特殊结构直线摆放艾条段或艾炷可以循经熏灸，督脉循经灸即沿督脉体表循行线施灸，膀胱经循经灸是指沿膀胱经体表循行线施灸。

二、通脉温阳灸的操作特点

通脉温阳灸治疗时，应注意选用合适的体位、不同的温灸器和隔衬物。治疗目的决定灸量和疗程。

1. 体位的选择

患者因体型、体质的不同，需选择不同的体位和相适应的温灸器施灸。通脉温阳灸施灸主要有两种体位：一是俯卧位，适用于大多数人群，可选用各种温灸器治疗；二是仰卧位，适用于体形肥胖、不耐久卧者，可选用通脉温阳灸治疗床治疗。

2. 隔衬物的选择

在辨识患者体质、病情的基础上选择适宜的隔衬物。例如，生姜药性温和，适用于肺、脾、肾系统疾病患者，是保健灸的隔衬物首选；大蒜药性烈、易发泡，是通脉温阳灸化脓灸的首选隔衬物。除新鲜的姜、蒜外，临床常将一些药物复方加工成药豆、药饼来作为隔衬物。根据临床常见病，蔡教授配置了多种药酒、药粉，可在治疗前直接涂抹或撒敷于施灸处的皮肤上。

3. 施灸部位的选择

通脉温阳灸施灸的部位在背腰骶部,上起督脉大椎穴下至腰俞穴,左右涵盖膀胱经第一、第二侧线之间。临床上,灸治结束后,施灸部位皮肤红晕的区域会扩散至膀胱经第二侧线之外,这一区域的穴位包括督脉穴、华佗夹脊穴和膀胱经穴。

(1)分部施灸:使用通脉温阳灸治疗器既可以全段施灸(即从大椎穴灸至腰俞穴),也可分段施灸(即进行背灸、腰灸、骶灸或腰骶灸)。

(2)分经施灸:督脉循经灸沿督脉体表循行线施灸,膀胱经循经灸沿膀胱经体表循行线施灸。

4. 温灸器

用于通脉温阳灸治疗的温灸器分治疗性温灸器和辅助性温灸器两种。

(1)治疗性温灸器:是指用于艾灸治疗的温灸器的总称,包括各型通脉温阳灸治疗器。

(2)辅助性温灸器:是指辅助艾灸治疗的温灸器的总称,包括通脉温阳灸排烟系统、通脉温阳灸聚烟罩、艾条点火炉等。

5. 灸量

通脉温阳灸的灸量与施灸时间、皮肤艾热温和与否或有无热痛、疗程间隔时间长短及灸后是否起泡、化脓、形成瘢痕有关。每次施灸时间短、皮肤艾热温和、疗程间隔长及灸后皮肤无须起泡、化脓、瘢痕则说明灸量应小,反之则应加大灸量。

6. 疗程

通脉温阳灸的疗程、灸量与疾病治疗目的相关。一般分为轻灸、中灸和重灸 3 种类型。

（1）轻灸：灸量小、保健灸，每日施灸1次。

（2）中灸：灸量大、不化脓，每周1次。

（2）重灸：灸量大、化脓灸，每月1次。

三、通脉温阳灸的注意事项

患者进行通脉温阳灸重灸时，皮肤易起泡，故治疗前，医生应与患者沟通，取得其同意与配合；治疗部位皮肤发泡后，嘱患者做好防护，避免发泡部位发生感染，小水泡可自行吸收，大水泡挑破后应涂抹紫药水或碘伏，以防感染。体质虚弱者，重灸后常感乏力，考虑为耗气伤阴所致，可嘱其以黄芪30 g泡水饮服。阳明热盛、有便秘及痔疮者，在灸治过程中因艾热蓄积常可出现口干、心烦、失眠、便秘等症状加重，故应慎灸。治疗结束后，嘱患者注意休息，饮食宜清淡且富含营养。以化脓灸为治疗目的时，患者可适当进食鱼、虾、牛肉等发物，以促进水泡形成。

四、通脉温阳灸的作用机制

通脉温阳灸具有益气温阳、温通经络、调理脏腑功能的作用，其作用机制可以从经络循行、腧穴特性、脏腑理论、艾热熏灸、药物发泡几个方面加以阐释。

1. 通脉温阳，调和营卫

通脉温阳灸施治部位中间循行督脉，两侧为膀胱经。督脉又称"阳脉之海"，起于胞中，行于脊里，上通于脑，并与肾相络，与六阳经相会，统帅一身阳气。膀胱经第一侧线位于督脉两旁1.5寸。《十一脉灸经》中称足太阳膀胱经为"巨阳脉"。《素问·热论》曰："巨阳者，诸阳之属也。"足太阳之经气与督脉相连，主一身之表，统一身之营卫，司一身之气化。督脉和足太阳经脉的关系密切，督脉之别络在背部左右"别走太阳"。清代张志聪在《灵枢集注·背俞》曰："太阳、督脉相通。"通脉温阳灸可调节此两条经脉的功能,故灸此经脉,可通阳气,使营卫调和。

2.活血通络,缓急止痛

气血得温则行,得寒则凝。艾热作用于背部、腰骶部之膀胱经皮部、络脉,可疏通络脉、缓急止痛。通脉温阳灸施灸的位置是膀胱经皮部的分野及督脉之别络。膀胱经皮部是膀胱经功能活动反映于体表的部位,也是膀胱经络脉之气散布之所在。络脉既是气血运行的通道,也是邪气出入的路径。故灸此经脉,可活血通络、缓急止痛。

3.激发腧穴功能,调理脏腑

通脉温阳灸可激发和调节督脉穴、华佗夹脊穴、膀胱经穴及五脏六腑背俞穴的功能,从而起到治疗作用。《类经》云:"五脏居于腹中。其脉气俱出于背之足太阳经,是为五脏之俞。"背俞穴是脏腑之气输注于背腰部的腧穴,位于背腰部膀胱经第一侧线上,大体依脏腑位置的高低而上下排列,并分别冠以脏腑之名。当脏腑发生病变时,在相关的背俞穴处常出现压痛敏感的现象,通过灸治背俞穴而实现调理脏腑功能的作用。

4.隔药灸和药物敷贴刺激作用

经络腧穴的调节作用、艾灸的温热刺激作用、以艾叶为主的灸材和隔衬物的药物作用是灸法治疗的作用机制。《神灸经论》说:"夫灸取于火,以火性热而至速,体柔而用刚,能消阴翳,走而不守,善入脏腑。取艾之辛香作炷,能通十二经,入三阴,理气血,以治百病,效如反掌。"治疗前,皮肤上撒或涂擦具有行气通经、发泡作用的药粉或药酒,并且根据不同病证选择隔衬物(如姜、蒜、附子等)。隔蒜泥施灸时,患者口中常能闻到大蒜的味道,就是药物经皮肤吸收的证明。

五、通脉温阳灸的临床应用

通脉温阳灸可用于保健和临床治疗。通脉温阳灸适用于头颈上肢疾患、心肺胸背疾患、肝胆胁肋疾患、脾胃肠道疾患、泌尿生殖系统疾患、腰骶下肢疾患等,如强直性脊柱炎、慢性乙型肝炎、慢性支气管炎、类风湿关节炎,可用于虚实寒热病证的治疗,如李梴在《医学入门》中所云:"虚者灸之,使火气以助元阳也;实者灸之,使实邪随火气而散也;寒者灸之,使其气之复也;热者灸之,引郁热之气外发,火就燥之义也。"

六、通脉温阳灸温灸器灸

通脉温阳灸具有温灸器灸的特点,通脉温阳灸温灸器依据其功能分辅助性温灸器和治疗性温灸器两种。辅助性温灸器主要为艾烟处理器械,而治疗性温灸器则主要为治疗器械。

1. 艾烟处理器械

传统铺灸疗法时间长,艾炷使用量大,艾烟多;生姜末和数十个艾炷等隔衬物直接放在后背部、腰骶部,患者不能长时间坚持治疗,身体稍活动之后,生姜和艾炷开裂,易烧坏床单。改进后的通脉温阳灸,解决了艾烟污染环境的难题,解决了传统铺灸安全性差的问题。艾烟处理技术应用了三种科学方法。一是艾烟来源于艾叶的不充分燃烧,其成分主要有未充分燃烧的挥发油、一氧化碳、二氧化碳气体,以及残余的灰渣。通脉温阳灸聚烟罩和通脉温阳灸排烟系统利用虹吸原理和艾烟的特性,达到清除艾烟的目的。二是根据艾烟的特性,我们设计了艾烟净化车,将艾烟加压后与溶液混合、溶解,使灰渣沉于液体底部,以达到处理艾烟的目的。三是从艾灸的原料入手,将艾条碳化,减少艾烟的释放,原理与无烟艾条相同。

通脉温阳灸操作方法凸显了治疗的安全性和简便性。针对改进后的操作方法,我们制订了相应的操作规范和护理要点,规范了流程,便于大家操作。

2.治疗器械

经过十余年的不断技术革新,我们先后设计制作了灸盒类通脉温阳灸治疗器(督灸盒)、可供体胖不能进行俯卧治疗的患者使用的通脉温阳灸治疗床,以及根据患者身高进行长短调节的可调式通脉温阳灸治疗器。

现有灸盒的结构,盒底平直,与人体脊柱的外形差异很大,而不同人群的脊柱外形的长短、弯曲度、宽度各不相同,如何制作一种适应不同人体外形的艾灸器械来代替现有铺灸、督灸的操作,摆在了我们的面前。我们测量、统计并分析了30例成人脊柱区数值的变化范围,根据第一手数据资料设计、制作通脉温阳灸治疗器。根据常用腧穴定位法之中的骨度分寸定位法可知,肩胛内缘至正中线3寸,膀胱经在背部循行的第一、第二侧线距正中线分别为1.5寸和3寸。从前期研究可知,根据治疗范围的不同,我们制作了不同的督灸盒。肩胛间距变化范围在8~13 cm,故在背部循行的膀胱经左右第一侧线的间距变化范围在4~6.5 cm。由此可知,在进行铺灸、督灸治疗时,灸盒治疗范围不但涵盖了督脉穴,而且包括了华佗夹脊穴和膀胱经第一侧线及背腧穴。根据治疗范围的不同,我们制作了不同的督灸盒。

(1)全段式督灸盒:用于从大椎穴至腰俞穴全段的灸治,可根据不同患者身高调节灸盒长度。灸盒还设计了保温上盖,使艾热集中,减少热散失,可提高艾热的利用率。盒盖设置有数个排气管和半月形管帽,可调节管口大小和控制燃艾速度。

(2)分体式督灸盒:将多个小灸盒组合在一起共同施灸。

(3)通脉温阳灸治疗床:改变了传统铺灸施灸方式,治疗时患者由俯卧位变为仰卧位,即从下向上来加热药物进行治疗。

(4)可调式通脉温阳灸治疗器:每个人由于高矮胖瘦的不同,在大椎穴至腰俞穴的曲线上有较大的差异。针对这种身高的变化,我们设计了可调式通脉温阳灸治疗器,临床应用起来非常便捷。

第三节　通脉温阳灸治疗器

一、可调式通脉温阳灸治疗器

1. 发明目的及优点

我们针对传统铺灸治疗时的操作不便、安全性差、治疗部位背腰骶部高低不平等问题设计了可调式通脉温阳灸治疗器。

优点:可调式通脉温阳灸治疗器可以伸缩、弯曲,可适应人体脊柱起伏不平、长短不一的状态,克服了平底灸盒的缺点;隔衬物不易散落,艾热利用率高,安全性好,使用方便。

2. 结构及说明

图 1 至图 2 中,1 为末端挡板,2 为活动轴,3 为刻度线,4 为中间挡板,5 为外螺母,6 为内螺母。

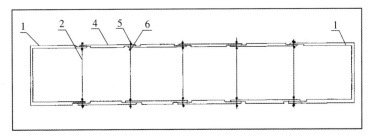

图 1　本发明上面观结构示意图

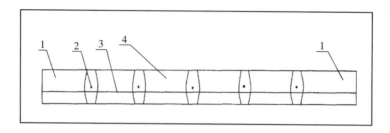

图 2　本发明侧面观结构示意图

3.技术特征、使用方法和注意事项

如图 1、图 2 所示,可调式通脉温阳灸治疗器主要由末端挡板 1、活动轴 2、刻度线 3、中间挡板 4 组成。

(1)技术特征:末端挡板 1 设置为"凵"形,位于可调式通脉温阳灸治疗器的两端,内设刻度线 3。

活动轴 2 设置在末端挡板 1 与中间挡板 4 之间,起连接与支撑作用;外螺母 5 和内螺母 6 设置在活动轴 2 的两端,以固定末端挡板 1 与中间挡板 4 的位置。

末端挡板 1 的侧面为长 10 cm、宽 7 cm、高 7 cm,材质为耐燃材料。中间挡板 4 为中间凸、两端凹的平板,长 10 cm、宽 7 cm、高 7 cm,材质为耐燃材料。

(2)使用方法:患者平卧位,大椎穴至腰俞穴常规消毒,在大椎穴至腰俞穴之间的皮肤涂擦药酒,平铺 1~2 层无菌纱布,将可调式通脉温阳灸治疗器安放于大椎穴至腰俞穴之间的无菌纱布之上。将姜末加热,以手试温度,温度适宜后均匀平铺于治疗器内,姜面摆放三列艾炷或艾条段,点燃艾条段。艾条或艾炷燃尽后更换 1 壮,从第 2 壮开始,艾炷或艾条段数量减少、摆放较前稀疏,共更换 2 次艾炷或艾条段。

(3)注意事项:治疗后,患者注意防寒保暖,劳逸结合。根据治疗要求,需要起泡、化脓者,可进食鱼虾等发物以助起泡。不要求起泡者,应进食清淡、富含营养的食物。

二、督灸治疗器

1. 发明目的及优点

本发明针对现有督灸技术中艾炷施灸时制作艾炷准备时间长及治疗过程耗时较长、艾热量不好控制、艾热过热引起患者皮肤剧痛、艾热利用率低、蒜泥(或姜末)用量大易引起浪费和艾炷容易脱落烫伤皮肤、烧坏床单等问题,提供了一种解决上述问题的督灸治疗器。

优点:艾制品既可使用艾条施灸,也可使用艾炷施灸;治疗过程中,可通过控制艾热量,避免引起患者皮肤剧痛;灸盒伸缩结构的设计可以调节长度,适用于不同身高人群的治疗;通过控制艾炷或艾条段燃烧,提高艾热利用率,节约蒜泥(或姜末)和灸材的用量。本发明安全可靠、操作方便、易学易会,适于推广普及。

2. 结构及说明

图 3 至图 6 中,1 为矩形框架,2 为燃艾槽,3 为盒盖,4 为弧形底腰节,5 为背节,6 为框架连接,7 为燃艾槽连接部,8 为滑片,9 为出气孔,10 为防灰网,11 为防灰网连接部,12 为盒盖外檐。矩形框架 1 包括弧形底腰节 4 和背节 5 两部分,以及将两者连接在一起的框架连接 6;燃艾槽 2 也包括弧形底腰节 4 和背节 5 两部分,以及将两者连接在一起的燃艾槽连接部 7 和防灰网连接部 11;盒盖 3 设置出气孔 9 以及控制艾条燃烧程度的滑片 8;盒盖外檐 12 位于盒盖 3 的边缘,密闭燃艾槽 2 和盒盖 3 之间的空隙,固定盒盖位置。

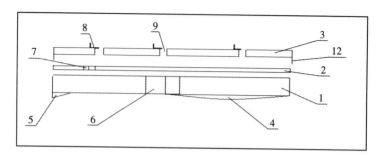

图3　本发明结构示意图

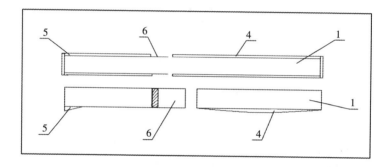

图4　本发明矩形框架腰节和背节的侧面观和上面观结构示意图

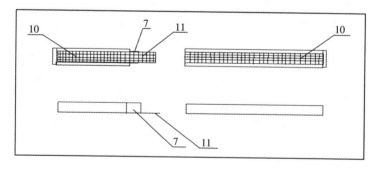

图5　本发明燃艾槽的侧面观和上面观结构示意图

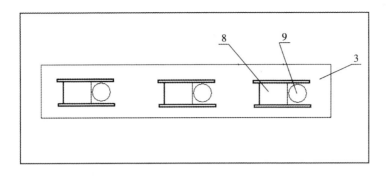

图6　本发明督灸盒的盒盖上面观结构示意图

3.技术特征、使用方法和治疗疾病范围

如图3至图6所示,督灸治疗器由矩形框架1、燃艾槽2、盒盖3三部分组成。

(1)技术特征:盒盖3、燃艾槽2、矩形框架1三部分里面衬有不锈钢内层,可防止因治疗时艾条温度过高而燃烧盒体,同时还可方便清除艾烟油。

弧形底腰节4底面呈弧形,与腰部向前的弯曲相合,使矩形框架1上面呈水平状态。

背节5靠近颈部的底面呈三角形,与颈部向前的弯曲相合,使矩形框架1前后两节上面呈水平状态。

框架连接6可以插入弧形底腰节4的前端,使矩形框架1呈封闭状态,并且可以根据施灸部位的长短来调节矩形框架1的长度。

燃艾槽连接部7和防灰网连接部11可以根据施灸部位的长短来调节燃艾槽2的长度,且使燃艾槽呈封闭状态、使防灰网呈连续状态。

盒盖3设置的出气孔9有3～6个,相应的控制艾条燃烧程度的滑片8有3～6个。

(2)使用方法:脊柱治疗区常规消毒后,在脊柱正中线撒上少量斑蝥粉,粉上放置一层纱布。将矩形框架1放在纱布上,并根据施灸部位长短来调整矩形框架的长度,在矩形框架内平铺一层1~2cm厚的姜末(或蒜泥);再将燃艾槽2放置在矩形框架上,调整燃艾槽长短与矩形框架大小相适应,并将艾条段放置在防灰网上。然后点燃艾条段,盖上盒盖3让其自然燃烧,通过滑片8控制出气孔9来调节艾条段燃烧速度。待艾条段燃尽后,再重新放置艾条段复灸,每次灸2~3壮。

灸毕,移去姜末(或蒜泥),用湿热纱布轻轻揩干穴区皮肤。灸后,患者皮肤出现深潮红色,出或不出水泡。出水泡者,嘱患者不可自行弄破水泡,须严防感染。至第3日,用消毒针具引出水泡液,并在水泡上覆盖1层消毒纱布。隔日涂龙胆紫药水1次,直至水泡结痂脱落、愈合,一般皮肤上不留瘢痕。不出水泡者,一周可施灸2次,直至症状完全消失。化脓灸治疗者,灸后需调养1个月。使用督灸盒灸治时,也可不在皮肤上放置衬隔物直接进行温和灸。

(3)治疗疾病范围:适用于全身性症状较重的疾病,如强直性脊柱炎、慢性乙型肝炎、慢性支气管炎、类风湿关节炎和顽固性哮喘。

三、片段式督灸盒

1.发明目的及优点

本发明针对现有督灸技术中存在的制作艾炷准备时间长,以及治疗耗时较长、艾热量不好控制、温度过高可引起患者皮肤剧痛、艾热利用率低、蒜泥(或姜末)用量大易引起浪费和艾炷易脱落而烫伤患者皮肤、烧坏床单等问题,提供了一种解决上述问题的片段式督灸盒。

优点:本发明针对患者背部平直结构和腰部凹陷的生理结构特点实行分段施灸;既可使用艾条施灸,也可使用艾炷施灸;在治疗过程中,可以控制艾热量,不会引起患者皮肤剧痛;通过控制艾炷燃烧,提高艾热利用率,节约蒜泥(或姜末)和艾条的用量。

本发明安全可靠、操作方便,丰富了传统铺灸的操作方法,适于临床推广、普及。

2.结构及说明

图 7 至图 10 中,1 为矩形框架弧形底边,2 为矩形框架,3 为燃艾槽外檐,4 为燃艾槽,5 为盒盖外檐,6 为盒盖,7 为半圆形出气管,8 为半圆形封堵盖,9 为防灰网。

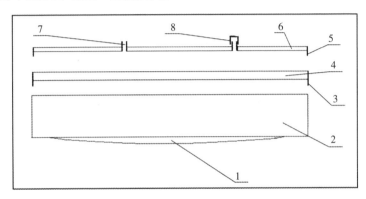

图 7 本发明结构示意图

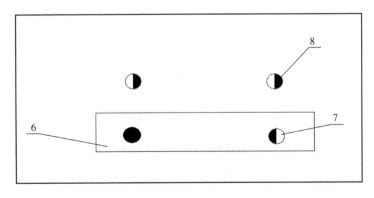

图 8 本发明矩形框架腰节和背节的侧面观和上面观结构示意图

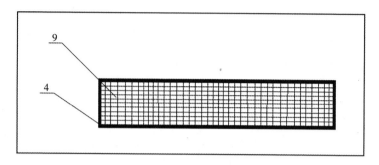

图 9　本发明燃艾槽的上面观结构示意图

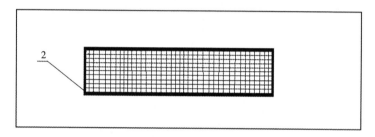

图 10　本发明盒盖的上面观结构示意图

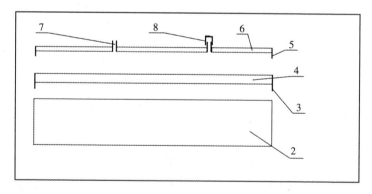

图 11　本发明另一种实施例的结构示意图

3.技术特征、使用方法和治疗疾病范围

如图 7 至图 10 所示,片段式督灸盒由矩形框架 2、燃艾槽 4、盒

盖 6 组成。

(1)技术特征:矩形框架 1 底边设计为弧形,与腰部弧形相合;燃艾槽 4 设置燃艾槽外檐 3 和防灰网 9;盒盖 6 设置半圆形出气管 7 以及控制艾条燃烧程度的半圆形封堵盖 8。

图 11 为本发明另一种实施例结构的片段式督灸盒,特征为矩形框架 2 底边呈水平形,其余结构同图 7,适于背部较平的患者施灸。

矩形框架 2、燃艾槽 4、盒盖 6 三部分里面衬有不锈钢内层,以方便清除艾烟油。

矩形框架 2 两侧纵向底边呈弧形,与腰部向前的弯曲相合,使矩形框架上面呈水平状态。

矩形框架 2 底面覆盖一层不锈钢网,具有移动方便、易于取放姜末的特点。

矩形框架 2 内面刻有与底边平行的刻度线,高度分别是 1 cm、2 cm、3 cm、4 cm。根据刻度线平铺姜末等药物。

矩形框架 2 长度为 20～50 cm,相应的燃艾槽 4、盒盖 6 长度也为 20～50 cm。

燃艾槽外檐 3 位于燃艾槽 4 外部,卡在矩形框架 2 上部,固定燃艾槽不使其移动,且使灸盒内相对密闭。

盒盖 6 外部设置盒盖外檐,卡在燃艾槽 4 外部,固定盒盖不使其移动,且使灸盒内相对密闭。

半圆形封堵盖 8 与半圆形出气管 7 可设置 2～4 个。旋转半圆形封堵盖可控制出气口的大小,以调节艾条燃烧程度。

(2)使用方法:燃艾槽可以放置艾炷,也可放置艾条段;艾炷或艾条段的用量应根据药物的有无和药物的厚薄相应增减(腰部用艾绒的较多);矩形框架内可以放置姜末、蒜泥、附子饼等不同药物进行隔药灸,也可直接放置艾炷或艾条段进行温和灸;弧形底矩形框架适于腰部施灸,平底矩形框架适于背部施灸。

(3)治疗疾病范围:适用于治疗相应脊神经节段的病变,例如头颈上肢疾患、心肺背胸疾患、肝胆胁肋疾患、脾胃肠道疾患、泌尿生殖系统疾患、腰骶下肢疾患。

四、组合式督灸盒

1. 发明目的及优点

本发明针对现有督灸技术中艾热量不好控制、艾热利用率低、蒜泥（或姜末）用量大易引起浪费以及艾炷容易脱落烫伤患者皮肤、烧坏床单等问题，提供了一种解决上述问题的组合式督灸盒。

优点：本发明可随意组合，可在大椎穴至腰俞穴之间进行全段施灸或分部施灸；既可使用艾条施灸，也可使用艾炷施灸；可以控制艾热量，不会引起患者皮肤出现剧痛；通过控制艾炷燃烧，可提高艾热利用率，节约蒜泥（或姜末）和艾条的用量；可通过不同规格的灸盒组合使用进行督灸，也可单独用于小面积部位；单个灸盒基座大、上部小，排列紧密，可在腰背部连续施灸。

2. 结构及说明

图 12 至图 14 中，1 为盒盖把手，2 为排烟管，3 为盒盖，4 为防灰网，5 为燃艾槽，6 为保温盒壁，7 为网状基座。

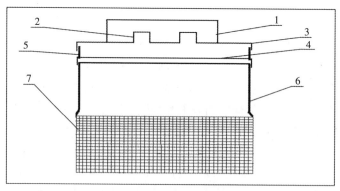

图 12　本发明结构示意图

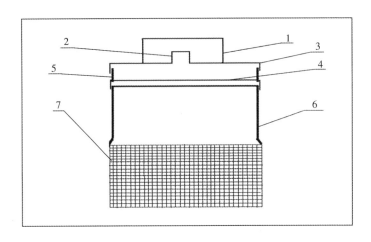

图 13 本发明侧面观结构示意图

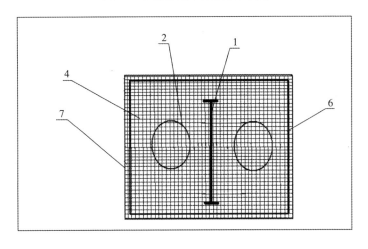

图 14 本发明上面观结构示意图

3.技术特征、使用方法和治疗疾病范围

如图 12 至图 14 所示,组合式督灸盒由盒盖 3、燃艾槽 5、盒体三部分组成。

(1)技术特征:盒盖 3 设置盒盖把手 1(1 个)、排烟管 2(2 个);燃艾槽 5 底面设置防灰网 4,燃艾槽 5 侧面设置外檐卡在保温盒壁 6 上起固定作用;盒体设置上部的保温盒壁 6 以及下部的网状基座 7。

网状基座 7 长宽分别设置为 8 cm×7 cm、10 cm×7 cm、15 cm×7 cm 三种规格,高均为 3 cm,材质为硬质不锈钢网,底面使用不锈钢网密封。

保温盒壁 6 长宽分别设置为 7.5 cm×6.5 cm、9.5 cm×6.5 cm、14.5 cm×6.5 cm 三种规格,高均为 2 cm,厚度均为 0.3 cm,使用具有保温作用的材质,保温盒壁 6 略小于网状基座 7。

燃艾槽 5 长宽分别设置为 7.5 cm×6.5 cm、9.5 cm×6.5 cm、14.5 cm×6.5 cm 三种规格,高均为 2 cm,厚度均为 0.3 cm,使用具有保温作用的材质。

盒盖 3 长宽分别设置为 7.5 cm×6.5 cm、9.5 cm×6.5 cm、14.5 cm×6.5 cm 三种规格,厚度均为 0.3 cm,使用具有保温作用的材质;盒盖外檐高 3 cm,卡在燃艾槽 5 外部,以固定盒盖而不使其移动。

(2)使用方法:患者皮肤上先铺一层纱布,根据患者背腰部特点选用相应的灸盒组合在一起;燃艾槽可放置艾炷,也可放置艾条段施灸;艾炷或艾条段的用量可根据姜末或蒜泥等药物的厚薄相应增减;网状基座内可放置姜末、蒜泥、附子饼等不同药物进行隔药灸,也可不在皮肤上放置药物直接进行温和灸;既可以将灸盒组合在一起进行从大椎穴到腰俞穴的全节段施灸,也可单独用于小面积部位。

(3)治疗疾病范围:可用于治疗全身性症状较重的疾病,也可治疗相应脊神经节段的病变,如头颈上肢疾患、心肺背胸疾患、肝胆胁肋疾患、脾胃肠道疾患、泌尿生殖系统疾患、腰骶下肢疾患。

五、分节督灸治疗器

1. 发明目的及优点

本发明针对现有督灸技术中艾热量不好控制、艾热利用率低、蒜泥(或姜末)用量大易引起浪费以及艾炷容易脱落烫伤患者皮肤、烧坏床单等问题,提供了一种解决上述问题的分节督灸治疗器。

优点:既可使用艾条施灸,也可使用艾炷施灸;可以控制艾热量,不会引起患者皮肤出现剧痛;通过控制艾炷燃烧,提高艾热利用率,节约蒜泥(或姜末)和艾条的用量;不同人群使用不同尺寸的背节底座和腰节底座;通过挡板将督灸治疗器内部分成多段,可以在任何节段施灸。

2.结构及说明

图 15 至图 17 中,1 为排烟管,2 为盒盖,3 为排烟管封堵盖,4 为矩形框架,5 为背节底座,6 为腰节底座,7 为挡板卡槽,8 为活动挡板。

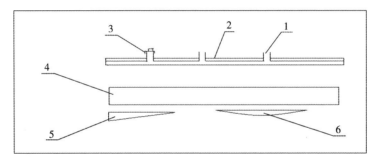

图 15　本发明结构示意图

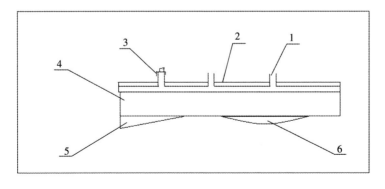

图 16　本发明侧面观结构示意图

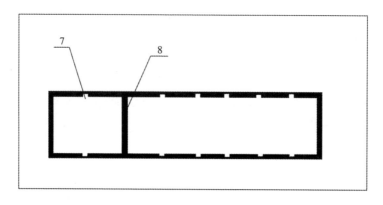

图 17　本发明矩形框的上面观结构示意图

3. 技术特征、使用方法和治疗疾病范围

如图 15 至图 17 所示,分节督灸治疗器由矩形框架 4、活动挡板 8、盒盖 2、背节底座 5、腰节底座 6 组成。

(1)技术特征:矩形框架 4 内部设置挡板卡槽 7,活动挡板 8 将矩形框架分成几个节段;背节底座 5 侧面设置为三角形,腰节底座 6 侧面设置为弧形;盒盖 2 设置排烟管 1 以及控制艾条燃烧程度的排烟管封堵盖 3。

矩形框架 4、盒盖 2 两部分里面衬有不锈钢内层,耐高温。

背节底座 5 三角形侧面高 1～5 cm,底边长 15～20 cm;腰节底座 6 侧面高 2.5～4 cm,上边长 15～20 cm,与腰部向前的弯曲相合,使矩形框架上面呈水平位。

矩形框架 4 长度为 40～55 cm,内宽 3～8 cm,设置挡板卡槽 7 和活动挡板 8。

盒盖 2 外部设置盒盖外檐,卡在矩形框架 4 外部,固定盒盖不使其移动,且使灸盒内相对密闭。

(2)使用方法:患者皮肤上先铺一层纱布,根据患者背腰部特点选用相应的背节底座和腰节底座;矩形框架可以放置艾炷,也可放置艾条段;根据姜末或蒜泥等药物的厚薄相应增减艾炷或艾条段的用量;矩形框架内可以放置姜末、蒜泥、附子饼等不同药物进行隔药灸;可以进行从大椎穴到穴腰俞的全节段施灸,也可用活动挡板隔开进行片断部位施灸。

(3)治疗疾病范围:可用于治疗全身性症状较重的疾病,也可用于治疗相应脊神经节段的病变,如头颈上肢疾患、心肺背胸疾患、肝胆胁肋疾患、脾胃肠道疾患、泌尿生殖系统疾患、腰骶下肢疾患。

六、通脉温阳灸治疗床

1. 发明目的及优点

本发明针对传统的通脉温阳灸施灸方法中艾热利用率低、安全性差,且不同人群脊柱外形差异较大、使用灸盒操作不能满足所有患者的需要等问题,提供了一种解决上述问题的通脉温阳灸治疗床。

优点:艾热利用率高,安全性高;患者平躺在治疗床上治疗,不易疲劳;使用方便,可适应不同脊柱外形患者的治疗。

2. 结构及说明

图 18 至图 22 中,1 为侧门把手,2 为贮药槽底网,3 为燃艾管,4 为治疗床腿,5 为治疗床面,6 为贮药槽,7 为 L 形侧门,8 为短针,9 为方形盒,10 为进气孔,11 为出气管,12 为盖板。

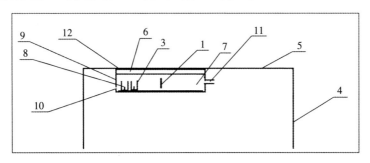

图 18　本发明结构示意图

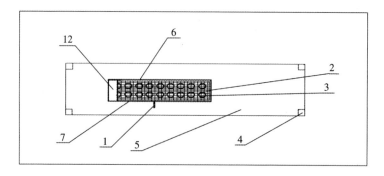

图 19　本发明上面观结构示意图

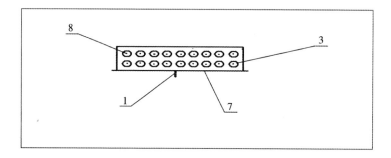

图 20　本发明 L 形侧门的结构示意图

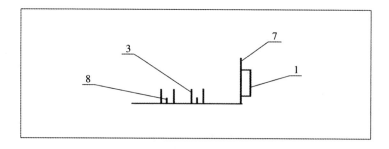

图 21　本发明 L 形侧门的侧面观结构示意图

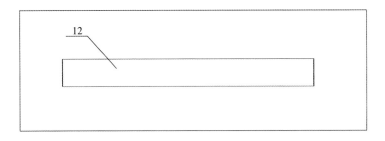

图22　本发明盖板的结构示意图

3.技术特征

如图18至图22所示,通脉温阳灸治疗床主要由贮药槽6、L形侧门7、方形盒9、燃艾管3几部分组成。

(1)技术特征:贮药槽6设置为长方形,位于治疗床床面前部中央;L形侧门7设置侧门把手、燃艾管3;燃艾管3设置在L形侧门7的底面;方形盒9设置进气孔10、出气管11;盖板12设置为长方形,位于贮药槽6的上方。

贮药槽6设置为长60 cm、宽7 cm、高1 cm。贮药槽6上面与治疗床面之间的距离设置为1 cm。

盖板12设置5种规格,长宽高分别为15 cm×7 cm×1 cm、12 cm×7 cm×1 cm、9 cm×7 cm×1 cm、6 cm×7 cm×1 cm、2 cm×7 cm×1 cm。

燃艾管3设置在L形侧门7的底面,共2列、26排,列间距为1 cm。

燃艾管3设置为高3.5 cm、直径2.2 cm的圆管。

燃艾管3的中央设置高为1 cm的短针。

(2)使用方法:根据患者脊柱大椎穴到腰俞穴之间的长度,确定贮药槽的长度;脊柱大椎穴到腰俞穴之间的长度较短者,使用盖板覆盖贮药槽;将加热后的姜末填满贮药槽,姜末上平铺一层纱布,患者仰卧平躺在治疗床上,脊柱治疗部位与姜末对准;艾条段点燃后,艾火向上放入燃艾管,加热姜末,开始治疗;出气管可与侧吸式艾烟净化器(专利申请号:200920240245.6)相连,以达到无烟化治疗的效果(解决了艾灸治疗过程中艾烟污染环境的问题);一般每次治疗更换 1～2 次艾条段,每周治疗 1 次。

七、改进型通脉温阳灸治疗床

1. 发明目的及优点

本发明针对传统铺灸方法艾热利用率低、安全性差,且俯卧施灸不能持久、易疲劳等问题,提供了一种解决上述问题的通脉温阳灸治疗床。

优点:艾热利用率高,安全性高;患者治疗时选取仰卧体位,舒适且不易疲劳;可适应不同脊柱外形患者的治疗。

2. 结构及说明

图 23 至图 26 中,1 为治疗床板,2 为隔板,3 为贮药槽,4 为隔药纱布,5 为排气管,6 为进气孔,7 为支撑架,8 为艾条段,9 为方形盒,10 为燃艾槽,11 为艾条挡板,12 为盖板,13 为方形盒侧门,14 为方形盒把手,15 为燃艾槽把手。

3. 技术特征和使用方法

如图 23 至图 26 所示,通脉温阳灸治疗床主要由治疗床板、贮药槽、方形盒、燃艾槽、艾条挡板组成。

(1)技术特征:治疗床板设置为长方形,贮药槽位于治疗床板前

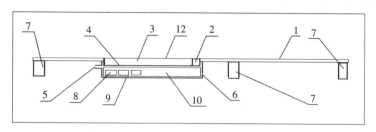

图 23　本发明结构示意图

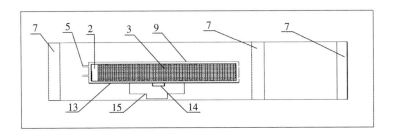

图 24 本发明上面观结构示意图

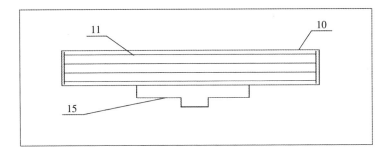

图 25 本发明燃艾槽和艾条挡板的上面观结构示意图

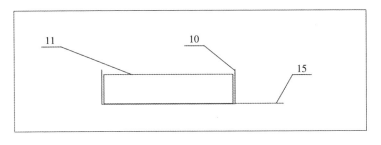

图 26 本发明燃艾槽和艾条挡板的侧面观结构示意图

部中央；治疗床板下方设置支撑架；方形盒位于贮药槽的正下方，方形盒设置方形盒侧门和方形盒把手，方形盒把手位于方形盒侧门的中央；方形盒设置进气孔、排气管；贮药槽内设置隔板和隔药纱布；燃艾槽位于方形盒内，艾条挡板位于燃艾槽内；燃艾槽把手位于方形盒侧门与方形盒盒底之间，凸出于方形盒侧门外。

贮药槽设置为长 65 cm、宽 7 cm、高 1.5 cm 的凹形,底面设置为直径 0.2 cm、间隔 0.2 cm 的网状。

隔板设置 4 种规格,长宽高分别为 20 cm×6.9 cm×1.5 cm、15 cm×6.9 cm×1.5 cm、10 cm×6.9 cm×1.5 cm、5 cm×6.9 cm×1.5 cm。

艾条挡板设为川字形,由 4 条纵行的长 64.8 cm、宽 2 cm、厚 0.1 cm 和 2 条长 7 cm、宽 2 cm、厚 0.1 cm 的不锈钢薄片封堵而成,4 条纵行不锈钢薄片间隔 2.3 cm。

燃艾槽设置为长 65 cm、高 3 cm、宽 7 cm 的长方形,燃艾槽把手与燃艾槽底面水平。

支撑架设置 3 条,长度与治疗床板的宽度相同,宽 3 cm、高 10 cm。

(2)使用方法:通脉温阳灸治疗床可与现有治疗床合用;根据患者脊柱大椎穴到腰俞穴之间的长度,确定贮药槽的长度;脊柱大椎穴到腰俞穴之间的长度较短者,可使用隔板将贮药槽覆盖;贮药槽预先铺一层纱布,再将加热后的姜末填满贮药槽,姜末与床面齐平;姜末上平铺一层纱布,患者仰卧平躺在治疗床上,脊柱治疗部位与姜末对准;艾条段点燃后,放入艾条挡板,将燃艾槽放入方形盒内,从下向上加热贮药槽内的姜末,治疗开始;出气管可以与侧吸式艾烟净化器(专利申请号:200920240245.6)相连,以达到无烟化治疗的效果,解决了艾灸治疗过程中的艾烟污染环境的问题;每次治疗更换 1~2 次艾条段,每周治疗 1 次。

八、智能温控铺灸治疗床

传统铺灸疗法在所有灸法中,操作治疗时间最长,艾烟释放量最大,集中了灸法所有的难点和问题,因此本研究以难度最大的铺灸疗法为主要研究对象。我们将铺灸治疗方式、智能温控、艾烟处理集中在铺灸治疗床环节中予以解决。

铺灸治疗床关键技术设计方案:铺疗床治疗部分的设计、铺疗床智能温控部分的设计、铺疗床艾烟处理部分的设计。

艾灸治疗床加工及检测:根据研究内容,与具有相应资质的公司合作共同完成。

铺灸治疗床的治疗部分关键技术:铺灸治疗床治疗部分包括中线定位设计、隔物灸凹槽、燃艾单元、艾条升降装置,如图 27 所示。

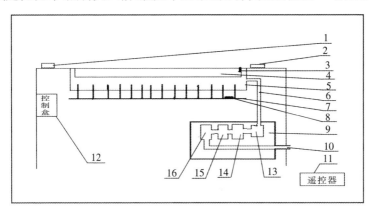

图 27　智能温控治疗床示意图

图 27 中,1 为头部定位装置,2 为臀部定位装置,3 为温度传感器,4 为隔物灸槽,5 为保温盒,6 为抽烟管,7 为艾条升降装置,8 为距离传感器,9 为艾烟处理装置,10 为排气孔,11 为遥控器,12 为控制器,13 为风机,14 为再燃单元,15 为湿化单元,16 为过滤单元。

(1)中线定位:治疗床床面设计要求具有定位功能,治疗者仰卧床面时,治疗部位对应智能床的治疗区域。治疗床的设计需要定中线位置,根据施灸部位,以脊柱正中为轴线,头颈臀弧形定位法,床面的两端上部设置头颈弧形槽定头颈位置,臀部弧形槽定脊柱下端位置,定好头颈臀位后再确定整个脊柱的落点。

(2)隔衬物凹槽:位于治疗床中间,即头颈弧形槽和臀部弧形槽两者之间。大小:根据前期研究结果,隔物灸凹槽的宽度取 6.5 cm,长度取 60 cm,深度取 3 cm。隔物灸凹槽可以从治疗床面取出,凹槽底面留有细孔,有利于艾热穿透。根据隔衬物最佳用量的测试结果最后确定隔物灸凹槽的深度。设置与凹槽宽度和深度一致的方块,填充凹槽,以满足不同脊柱长短的治疗。

(3)燃艾单元:在床面隔物灸凹槽的下方设置燃艾单元,燃艾单元外置保温层,以减少艾热散失,提高艾热利用率。燃艾单元的底面设置艾条孔,艾条的燃烧点与隔物灸槽底面保持相对距离。

(4)艾条升降装置:艾条升降装置位于燃艾单元的下方,设置距离传感器,通过温控反馈可以升降艾条与隔物灸槽的距离,通过调节艾条位置的远近以达精准控温的目的。

1. 治疗床智能温控部分

方案1　艾条和隔衬物最佳用量

艾条用量不仅关系艾烟释放的总量,而且决定艾热的释放总量。隔衬物的厚薄、用量和艾热传导密切相关,因此通过本试验,在不影响治疗效果的情况下,来确定艾条和隔衬物的最低用量(图28)。

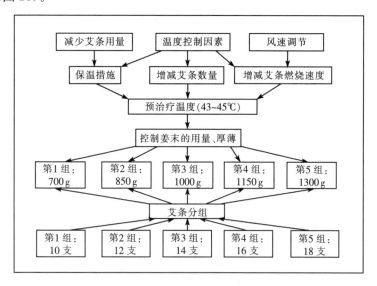

图28　影响艾热治疗温度示意图

(1)基线温度的设定:患者皮肤接受的有效艾热治疗量是温度控制的重要依据。根据研究结果,将有效治疗温度基线设置在43～45℃。

(2)温度控制的调节因素:

①姜末用量:通脉温阳灸是隔物灸,以常用的姜末为试验材料,治疗槽内姜末的用量、铺设的厚薄在治疗初期对有效治疗温度有一定的影响,但对维持温度无明显影响。

②保温措施:在艾条燃烧过程中,周围设置保温措施,可减少艾热散失,提高艾热的利用度,有利于减少艾条的用量。

③艾条数量:艾条数量越多,释放艾热则越多;反之,释放艾热则越少。

④艾条燃烧速度:艾条燃烧速度与氧气供应和风速有关。艾烟排放时,抽吸艾烟的风速可影响艾条燃烧速度,影响艾热的释放。

(3)试验步骤:介绍如下。

①试验材料:艾条 350 支,3 年 3∶1 温灸蕲艾条(1.8 cm×20 cm),由湖北省言闻生物科技有限公司生产。生姜 26 300 g,切碎如黄豆粒大小。试验用艾灸治疗床 1 台,希玛 AS852B 高精度红外测温仪 1 台,隔热毯 1 条,不同规格的隔物灸槽 5 个。

②试验分组:根据姜末的用量,试验分 5 组,每组再分 a、b、c、d、e 5 个亚组,每个亚组分别设置 10 支艾条、12 支艾条、14 支艾条、16 支艾条、18 支艾条。

第一组:生姜共 700 g,即 a 亚组 10 支艾条,b 亚组 12 支艾条,c 亚组 14 支艾条,d 亚组 16 支艾条,e 亚组 18 支艾条。

第二组:生姜共 850 g,即 a 亚组 10 支艾条,b 亚组 12 支艾条,c 亚组 14 支艾条,d 亚组 16 支艾条,e 亚组 18 支艾条。

第三组:生姜共 1 000 g,即 a 亚组 10 支艾条,b 亚组 12 支艾条,c 亚组 14 支艾条,d 亚组 16 支艾条,e 亚组 18 支艾条。

第四组:生姜共 1 150 g,即 a 亚组 10 支艾条,b 亚组 12 支艾条,c 亚组 14 支艾条,d 亚组 16 支艾条,e 亚组 18 支艾条。

第五组:生姜共 1 300 g,即 a 亚组 10 支艾条,b 亚组 12 支艾条,c 亚组 14 支艾条,d 亚组 16 支艾条,e 亚组 18 支艾条。

③试验方法:3 名试验人员事先分工。

a.放置姜末和点燃艾条:根据分组情况,一人负责称量姜末,平铺在隔物灸槽内,姜末松紧适当,姜末表面覆盖隔热毯,隔物灸槽下面安放艾条并依次点燃,保持每次试验艾条燃烧点与隔物灸槽底面的距离一致。

b. 姜末表面测温:一人负责使用希玛 AS852B 高精度红外测温仪,测量姜末表面温度,将姜末表面分为 18 个点,每排 3 个测定点,共 6 排。测试时间 2.5 小时,每隔 5 分钟测量 1 次温度,记录不同时间段 18 个测定点的温度。

c. 记录:一人负责在专用表格记录测量温度情况,同时观察记录试验结束后姜末的变化情况。

④试验结果分析:比较分析以上结果数值,以温度控制范围最接近 43～45℃,艾条用量最少,且试验后姜末无焦干、枯黄、保持较湿润者为最佳用材。

通过以上试验确定艾条和隔衬物的最佳用量,再进入下一个环节,使用传感技术精准控制治疗温度。

方案 2　智能精准温度控制

智能控制系统(图 29)由单片机控制单元、LED 显示器、按键、超声波测距模块、红外测温模块、步进电机及驱动模块、红外遥控器信号接收模块、艾条升降控制模块、风机调速模块等组成。其中红外接收模块接收和处理遥控器发出的指令信号,通过按键设置施灸的温度阈值和时间长短等信息;LED 显示器实时显示施灸部位皮肤表面的温度;驱动模块与步进电机调节艾烟在艾烟处理单元内的流速;升降控制模块控制艾条上、下运动;风机调速模块调节排烟量。

2.治疗床艾烟处理部分

治疗床艾烟处理部分方案分三个阶段实施:第一阶段初试,第二阶段改进方案(根据试验结果分析问题,查找文献和咨询专家进行技术改进),第三阶段包装、定型。

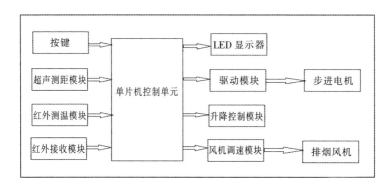

图29　智能控制系统

　　在前期艾烟处理工作的基础上,利用驱动模块、步进电机控制艾烟在艾烟处理器内部的流动过程,将艾烟成分充分净化。艾烟处理部分是智能温控治疗床重要的内容之一,分4个环节,介绍如下。

　　第1个环节:风机控制艾烟进入艾烟处理部分的速度。

　　第2个环节:再燃单元。通过高温将艾烟成分中未充分燃烧的成分再燃,一氧化碳气体经高温转化成二氧化碳,再燃处理后的气体进入湿化单元。

　　第3个环节:湿化单元。净化液喷雾与艾烟同时进入容器内,将雾状艾烟与净化液充分混合,灰渣与可溶成分溶入净化液,经湿化处理后的气体进入过滤单元。

　　第4个环节:过滤单元。利用仿生学原理设计多层纤维过滤层,多层纤维叠加形成致密结构,用于拦截艾烟中直径在 $0.3 \sim 50\,\mu m$ 的颗粒物。

　　经以上几个环节的处理,去除掉艾烟的不同成分,最后通过排气管排除。

第四节　通脉温阳灸辅助器械

　　艾烟在艾灸治疗过程中产生,既是艾灸产生治疗作用的因素之一,又是治疗室空气污染的重要来源。通脉温阳灸属重灸法,故艾烟量特别大。在艾烟起治疗作用后,通过艾灸辅助性治疗器械将艾烟处理掉,即辅助性器械研究的重点内容。除了艾烟,尚有其他一些影响艾灸治疗的技术难点需要克服,比如艾炷制作、标准姜片的切割、艾制品的加工等。

一、通脉温阳灸聚烟罩

1.发明目的及优点

　　本发明针对通脉温阳灸治疗时艾烟散发到空气中而污染环境的问题,提供了一种收集艾烟兼有保温功能的通脉温阳灸保温聚烟罩。

　　优点:通脉温阳灸保温聚烟罩笼罩在通脉温阳灸治疗器的上方,直接收集艾灸治疗时产生的艾烟,与艾烟净化器合用可以达到无烟治疗的目的;且聚烟罩覆盖背部、腰部、骶部还具有保暖作用,也可用于胸背部、脐腹部艾灸治疗时艾烟的收集和保温。

2.结构及说明

　　图30至图32中,1为排烟管,2为中央凹弧,3为肩凹,4为后支撑,5为前支撑,6为颈凹,7为臀凹。

3.技术特征

　　(1)技术特征:如图30至图32所示,后支撑4和前支撑5设置在通脉温阳灸保温聚烟罩的四角;中央凹弧2设置在后支撑4和前支撑 5 的中间、通脉温阳灸保温聚烟罩的两侧；肩凹 3 设置在前支撑 5 的前方；颈凹 6 和臀凹 7 分别设置在通脉温阳灸保温聚烟罩前端和后端；排烟管 1 设置在通脉温阳灸保温聚烟罩的上方。

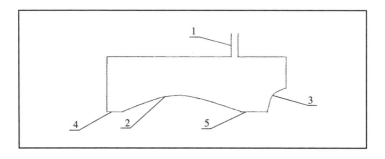

图 30　本发明结构示意图

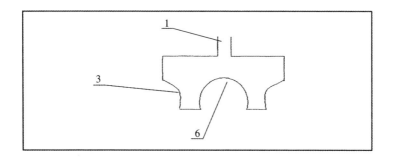

图 31　本发明前面观结构示意图

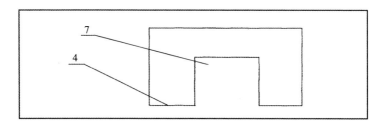

图 32　本发明后面观结构示意图

二、通脉温阳灸排烟系统

1.发明目的及优点

本发明针对艾灸治疗时艾烟散发到空气中而污染环境的问题,提供了一种在艾灸治疗室固定安装处理艾烟的通脉温阳灸排烟系统。

优点:通脉温阳灸排烟系统与通脉温阳灸聚烟罩联合使用,既可直接收集散发到空气中的艾烟,又可与其他艾灸器械结合使用。通脉温阳灸排烟系统是固定安装在艾灸治疗室内的可用于处理艾烟污染的系统装置。

2.结构及说明

图 33 中,1 为总排气扇,2 为总排烟管,3 为电源开关,4 为集烟管排气扇,5 为集烟管,6 为集烟管封堵盖。

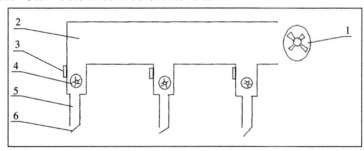

图 33 本发明结构示意图

3.技术特征

如图 33 所示,本发明主要由集烟管、排烟管、风扇、封堵盖构成。

技术特征:总排烟管 2 的出口处设置总排气扇 1;集烟管 5 设置在总排烟管 2 下方,内部设置集烟管排气扇 4 和控制电源的电源开关 3;集烟管 5 的出口处设置集烟管封堵盖 6。

本发明是对已申请专利"侧吸式艾烟净化器"技术的发展和创新,是一种可移动的艾烟处理装置。它既可直接收集散发到空气中的艾烟,也可与其他艾灸器械结合使用。

三、艾烟净化器

1. 发明目的及优点

本发明针对现有的艾灸器只能排烟但不能消烟等不足,提供了一种能净化艾灸治疗过程中产生艾烟的设备。

优点:利用虹吸原理收集艾烟,再通过加压将艾烟溶于水、过滤,能最大限度地消除艾灸中产生的烟尘,从而方便艾灸技术的推广,适于现有针灸科开放式治疗;也可与其他艾灸治疗器结合使用。

2. 结构及说明

艾烟净化器第一种设计方案结构如图 34 所示,1 为推车把手,2 为进烟管,3 为风扇,4 为进气滤头,5 为净化液,6 为过滤棉,7 为移动车轮,8 为排气管,9 为排液阀门,10 为集液瓶,11 为排液管。

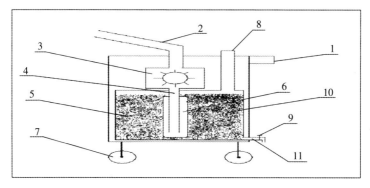

图34 本发明结构示意图

艾烟净化器第二种设计方案如图 35、图 36 所示,1 为半鸭嘴形吸头,2 为活动挡板,3 为软管,4 为风扇,5 为进气管,6 为滤网层,7

为进气滤头,8 为净化液,9 为排液阀门,10 为集液瓶,11 为排气孔,12 为外壳,13 为活性炭过滤层,14 出烟接口,15 为平直型下壁,16 为弧形下壁,17 为侧壁。

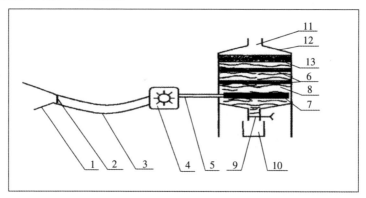

图 35　本发明另一种实施例的结构示意图

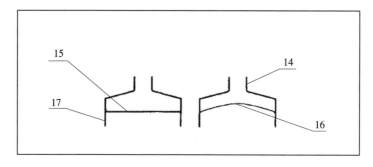

图 36　本发明烟尘吸口的结构示意图

3.技术特征

　　此处,我们根据第二种设计方案讨论艾烟净化器的技术特征。如图 35、图 36 所示,艾烟净化器包括有半鸭嘴形吸头 1、软管 3、净化器主体和排气孔 11,净化器主体设置为外壳 12 围成的内室和内部装有的净化液 8;烟尘吸口通过软管 3 连接设置风扇 4,并进一步连接设置有进气管 5 和深入到净化液 8 深处的进气滤头 7;在外壳 12 的底端设置有排液阀门 9,排液阀门 9 下端还设置有集液瓶 10。

排气孔 11 设置在外壳 12 的顶端。外壳 12 围成的内室的顶端靠近排气孔 11 处还设置有活性炭过滤层 13。活性炭过滤层 13 可设置为多层，并能进行快速更换。进气滤头 7 上方外围没入净化液 8 液面，下设置有滤网层 6。滤网层 6 设置为 1～5 层，可设置成图 34 所示的四方形并将进气滤头 7 包围其中，也可设置成图 35 所示的平面形，两种设置方式都能进行快速更换。

烟尘吸口设置为半鸭嘴形吸头 1，靠近进气口的位置还设置有过滤网，并能进行快速更换。烟尘吸口和软管 3 的连接处设置有活动挡板 2，这样设置的目的是在吸烟时，能使烟尘吸口自动打开，在吸烟后又能防止烟气倒流。

烟尘吸口和软管 3 均设置为 1～6 个，通过共用的风扇 4 和进气管 5 连接进气滤头 7。或烟尘吸口、软管 3、风扇 4 和进气管 5 均设置为 1～6 个，分别连接进气滤头 7。这两种设置方式能同时对多个艾灸器产生的艾烟集中进行净化处理。

如图 36 所示，烟尘吸口设置为倒置的漏斗形，靠近进气口的位置还设置有过滤网，并能进行快速更换。这种倒置的漏斗最好设置为塑料透明罩，在针灸理疗科进行灸疗或温针灸时，可聚集不同治疗部位产生的艾烟，有利于侧吸式艾烟净化器充分搜集艾烟，并观察施灸治疗情况。

四、艾烟处理车

1. 发明目的及优点

艾灸治疗过程中的艾烟，散发到空气中会污染空气。北京中医药大学赵百孝教授的《艾灸场所空气质量标准制订的要素研究》是"国家重点基础研究发展计划"（973 计划）课题"艾蒿与艾灸生成物成分及其效应机制和安全性评价研究"（课题编号：2009CB522906）的一部分。

本试验分别选用 3 年 3∶1 艾条（简称：A），10 年 3∶1 艾条（简称:B),3 年 15∶1 艾条(简称:C);每个样品各取 3 份,每份 4 g。以上艾条均由南阳汉医艾绒有限责任公司生产。监测艾条燃烧前后室内空气中 CO、CO_2、NO_2、SO_2,同时监测 PM10 浓度。

试验结果:①本试验室中燃烧 4 g 各类艾条,所产生的 CO 浓度,试验前为 0.5 mg/m³,试验后为 8.8 mg/m³,均略低于国家标准(国家标准为 10 mg/m³)。

②本试验室中燃烧 4 g 各类艾条,所产生的 CO_2 浓度,试验前为 0.0744%,试验后为 0.1384%,均略高于国家标准(国家标准为 0.1%)。

③本试验前后均未检测出 SO_2。

④本试验室中燃烧 4 g 各类艾条,所产生的 NO_2 浓度,试验前平均值为 0.0234 mg/m³,试验后平均值为 0.0106 mg/m³,均低于国家标准(国家标准为 0.24 mg/m³),且燃烧后其浓度降低。

⑤本试验室中燃烧 4 g 各类艾条,所产生的 PM10 浓度,试验前为 0.08 mg/m³,试验后为 2.79 mg/m³,均远高于国家标准(国家标准为 0.15 mg/m³)。

针灸治疗室内,艾灸治疗后室内空气的艾烟的主要成分,包括挥发性成分、重组分和灰渣。研究表明,每克艾叶燃烧可获得挥发性成分 0.022 g,重组分 0.29 g,灰渣 0.091 g。1 支普通艾条直径 18 mm,长度 200 mm,重 20 g。在针灸治疗室,每位患者使用灸盒灸每次大约需要 1 支普通艾条(重 20 g),而使用传统的铺灸疗法每次大约需要 10 支普通艾条(重 200 g),因此每位患者使用灸盒灸大约释放出挥发性成分 0.44 g、重组分 5.8 g、灰渣 1.82 g,而使用传统的铺灸疗法大约释放出挥发性成分 4.4 g、重组分 58 g、灰渣 18.2 g。按照针灸医师每天为 10~30 位患者进行灸法治疗来计算,每天产生的艾烟量是相当大的。可见,灸具灸法技术的创新势在必行。

CO 纯品无色、无臭、无刺激性。自燃点是指在规定的条件下,可燃物质发生自燃的最低温度。CO 自燃点为 608.89℃。遇热、明火易燃烧爆炸。毒性分级为剧毒。因其为无色、无臭、无味的气体,故易于被忽略而致中毒,是引起中毒性死亡的最常见窒息性气体。

CO_2 是空气中常见的化合物,为无色、无味气体,密度比空气大,能溶于水及烃类等有机溶剂。不支持燃烧,与水反应生成碳酸。二氧化碳被认为是加剧温室效应的主要来源。

　　针对艾灸治疗时艾烟散发到空气中污染环境的问题,针对艾烟质轻,艾烟成分中 CO 可燃、CO_2 可溶于水、灰渣可与水混合,以及艾烟其他成分可燃、可与水溶的特点,我们发明了一种可移动的、净化艾烟的艾烟处理车。

　　与现有技术相比,本发明具有以下优点:操作方便,利用艾烟的物理化学性质,既可直接收集散发到空气中的艾烟,也可与其他艾灸器械结合使用。本发明采用燃烟的方式对艾烟中不溶于水的 CO 以及其他挥发油成分再燃烧,将其变成可溶于水的 CO_2 或混合物,使艾烟的处理效率得到提高。

2. 结构及说明

　　图 37 中,1 为集烟管,2 为风扇,3 为隔热层,4 为电热管,5 为燃烟管,6 为喷水管,7 为接水管,8 为水滤网,9 为水泵,10 为水箱,11 为过滤层,12 为排气管,13 为污水桶,14 为车轮,15 为湿化管,16 为喷水孔。

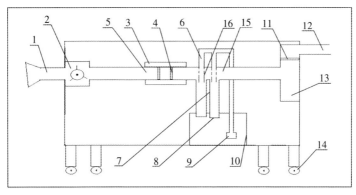

图 37　本发明结构示意图

3. 技术特征

　　如图 37 所示,艾烟处理车包括收集艾烟的集烟管、再燃烧艾烟的燃烟管和电热管、湿化艾烟的湿化管和喷水管以及收集烟水废物的污水桶和排气管。

风扇 2 连接有集烟管 1 和燃烟管 5,具有收集艾烟和推送艾烟的作用;燃烟管 5 内部设置有燃烧艾烟的电热管 4,外部设置有隔热层 3;湿化管 15 设置有喷水管 6 和接水管 7,经电热管 4 燃烧的高温艾烟与喷水管 6 喷出的水相混合;水箱 10 内部设置水泵 9 和接水管 7;接水管 7 上端与湿化管 15 相连,下端设置水滤网 8,与水箱 10 相连;污水桶 13 设置过滤层 11 和排气管 12,接受、过滤湿化管 15 通过的烟水混合物,过滤后的气体由排气管 12 排出;艾烟处理车底部设置有车轮 14。

电热管 4 设置 1～5 排,每排 1～5 根,间距 1～3 cm。

喷水管 6 设置 1～5 排,每排 1～5 根,间距 1～3 cm,喷水管在湿化管 15 的部分设置喷水孔 16。

接水管 7 设置 1～5 排,每排 1～5 根,间距 1～3 cm,内径大于喷水管 6 的直径。

五、艾烟处理系统

1. 发明目的及优点

艾灸治疗过程中产生的艾烟有治疗作用,但也会污染环境,不利于患者、医者的健康。

艾烟主要成分包括挥发性成分、重组分和灰渣。现代研究表明,每克艾叶燃烧可获得挥发性成分 0.022 g,重组分 0.29 g,灰渣 0.091 g。1 支普通艾条直径 18 mm,长度 200 mm,重 20 g。每位患者使用灸盒灸每次大约需要 1 支普通艾条,而使用传统的铺灸法每次治疗大约需要 10 支普通艾条,因此每位患者使用灸盒灸大约释放出挥发性成分 0.44 g、重组分 5.8 g、灰渣 1.82 g,而使用传统的铺灸法大约释放出挥发性成分 4.4 g、重组分 58 g、灰渣 18.2 g。按针灸医师每天为 10～30 位患者进行灸法治疗计算,每天产生艾烟量是相当大的。

自燃点是指在规定的条件下,可燃物质发生自燃的最低温度。CO 自燃点为 608.89℃。遇热、明火易燃烧爆炸。因其无色、无味,故易于被忽略而致中毒。CO_2 无色、无味,密度比空气大,能溶于水及烃类等有机溶剂,不支持燃烧,与水反应生成碳酸。

针对艾灸治疗时艾烟散发到空气中污染环境的问题以及根据艾烟质轻,艾烟成分中 CO 可燃、CO_2 可溶于水且艾烟其他成分可燃、可溶于水的特点,我们发明了一种可同时处理大量艾烟的艾烟处理系统。

优点:操作方便,既可直接收集散发到空气中的艾烟,也可与其他艾灸器械结合使用。本发明采用燃烟的方式对艾烟中不溶于水的 CO 以及其他挥发油成分再燃烧,将其变成可溶于水的 CO_2 或混合物,提高了艾烟的处理效率。

2.结构及说明

图 38 中,1 为集烟管,2 为风扇,3 为隔热层,4 为电热管,5 为燃烟管,6 为喷水管,7 为多孔喷头,8 为湿化管道,9 为水箱,10 为水泵,11 为过滤网,12 为排气管,13 为污水桶,14 为进水管,15 为聚烟罩。

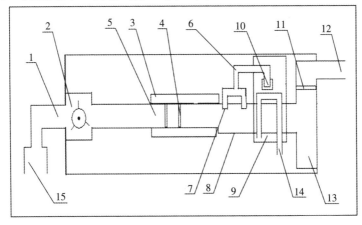

图 38　本发明结构示意图

3. 技术特征

如图 38 所示,艾烟处理系统包括收集艾烟的聚烟罩、集烟管、风扇、再燃烧艾烟的燃烟管和电热管、湿化艾烟的湿化管和喷水管,以及收集烟水废物的污水桶和排气管。

集烟管 1 设置有风扇 2 和聚烟罩 15,燃烟管 5 内部设置有燃烧艾烟的电热管 4,外部设置有隔热层 3,前端与风扇 2 相连;湿化管道 8 内部设置有喷水管 6 和进水管 14,经电热管 4 燃烧的高温艾烟与喷水管 6 喷出的水相混合;水箱 9 内部设置水泵 10 和进水管 14,水箱 9 设置在湿化管道 8 的外上方;进水管 14 设置在湿化管道 8 内部,开口在水箱 9;喷水管 6 末端设置多孔喷头,开口在湿化管道 8 内部上方;污水桶 13 设置过滤网 11 和排气管 12,接受、过滤湿化管道 8 通过的烟水混合物,过滤后的气体由排气管 12 排出。

电热管 4 设置 1～5 排,每排 1～8 根,间距 1～3 cm。

喷水管 6 设置 1～8 根,间距 1～3 cm,喷水管设置多孔喷头 7。

六、通脉温阳灸艾烟处理器

1. 发明目的及优点

艾灸治疗过程中的艾烟起治疗作用,但散发到空气中会污染环境,不利于患者、医者的健康。

CO_2 无色、无味,密度比空气大,能溶于水及烃类等有机溶剂,不支持燃烧,与水反应生成碳酸。它被认为是加剧温室效应的主要来源。

针对艾灸治疗时艾烟散发到空气中而污染环境的问题以及根据艾烟质轻、上浮的特点,本发明提供了一种可移动的、排除艾烟的通脉温阳灸艾烟处理器。

优点:操作方便,既可用于治疗时排除艾烟,也可用于其他针灸治疗;处理艾烟效率高,可同时连接 1～4 台通脉温阳灸治疗器;易于推广、应用。

2.结构及说明

图 39 中,1 为保温罩,2 为保温罩凹形边,3 为保温罩折叠缝,4 为聚烟罩接口,5 为聚烟罩,6 为铝箔进烟伸缩管,7 为进烟伸缩管接头,8 为风扇,9 为出烟伸缩管接头,10 为铝箔出烟伸缩管。

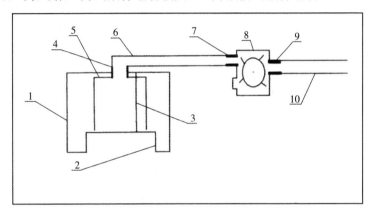

图 39 本发明结构示意图

3.技术特征

如图 39 所示,通脉温阳灸艾烟处理器包括收集艾烟的保温罩、聚烟罩、风扇、铝箔进烟伸缩管、铝箔出烟伸缩管。

保温罩 1 设置有保温罩凹形边 2 和保温罩折叠缝 3,具有保温、查看艾灸治疗情况和遮掩患者身体的作用;聚烟罩 5 上端设置有聚烟罩接口,与铝箔进烟伸缩管 6 相连;铝箔进烟伸缩管 6 两端分别与聚烟罩接口 4 和进烟伸缩管接头 7 相连;风扇 8 设置有1～4 个进烟伸缩管接头 7 和 1 个出烟伸缩管接头 9;铝箔出烟伸缩管 10 一端与出烟伸缩管接头 9 相连,用于排出艾烟。

保温罩 1 设置成上下两端开口的长方体,上端开口有聚烟罩接口 4 穿过,下端前后两边呈凹形边,前面设置可以打开的保温罩折叠缝 3。

铝箔进烟伸缩管 6 和铝箔出烟伸缩管 10 设置 1～4 根,内层采用薄壁铝管,外层采用铝箔。

七、艾条碳化管

1.发明目的及优点

艾绒是艾灸的主要原料,气味芳香且极易燃烧。燃烧时,热力温和,能窜透皮肤,透十二经脉,消除百病。艾烟对人体能起治疗作用,但释放到空气中会污染环境。

本发明主要是针对艾烟污染环境问题设计的一种艾条碳化管。

优点:本发明所制作的艾条碳棒不添加其他赋形剂,保持了艾条的药力和热力;艾条碳棒制作过程清洁,无污染;艾条碳化管安全性高,是艾灸环保治疗的辅助设备。

2.结构及说明

图 40 至图 42 中,1 为底座,2 为加热电圈,3 为碳化管,4 为碳化管上盖,5 为艾烟油收集管,6 为艾烟油收集杯,7 为加热电圈电线。

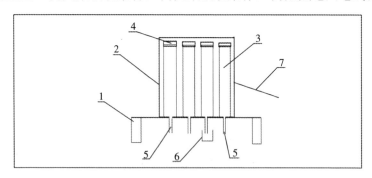

图40　本发明结构示意图

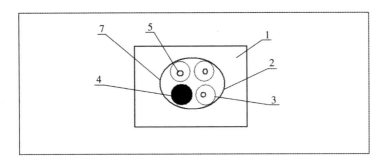

图 41　本发明上面观的结构示意图

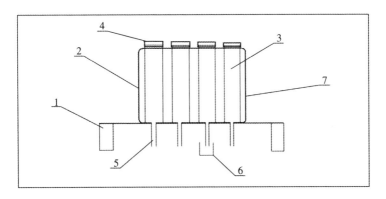

图 42　本发明另一种实施例的结构示意图

3.技术特征及使用方法

如图 40、图 41 所示,艾条碳化管包括底座 1、加热电圈 2、碳化管 3、艾烟油收集管 5 等结构。

(1)技术特征:底座 1 与碳化管 3 设置为一体结构,碳化管 3 下面设置有艾烟油收集管 5,艾烟油流入艾烟油收集杯 6 储存;加热电圈 2 为一倒置的杯状结构,笼罩在碳化管 3 的上方;碳化管上盖 4 用于封堵碳化管 3 上口。

碳化管 3 设置为 4~10 根,高度与艾条长度相当,相应的艾烟油收集管 5 和艾烟油收集杯 6 设置为 4~10 个。

加热电圈 2 为加热设备,电热丝周围设置绝缘装置。

图 42 为本发明另一实施例结构:加热电圈 2 为一环状结构,其余结构与图 40 相同。

(2)使用方法:将艾条放入碳化管 3,加热电圈 2,加热碳化管 3 与艾条,艾条释放艾烟油,艾烟油顺着艾烟油收集管 5 流入艾烟油收集杯 6。

八、艾条点火炉

1. 发明目的及优点

本发明主要是针对大量艾条同时燃烧所设计的一种艾条点火炉。

与现有技术相比,本发明具有以下优点:①艾条点火炉可以同时点燃 2~36 根艾条,提高工作效率;②既可点燃整支艾条,也可点燃艾条段;③本发明安全性高,是艾灸治疗的辅助性设备。

2. 结构及说明

图 43 至图 44 中,1 为底盘,2 为插艾管,3 为底盘孔,4 为插艾管连接,5 为底盘固定钩,6 为电热丝,7 为绝缘炉盘,8 为电炉底座。

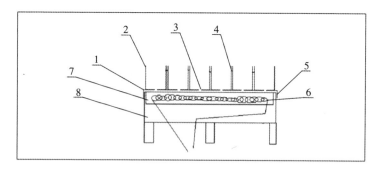

图 43　本发明结构示意图

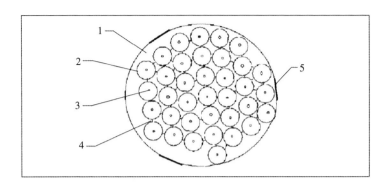

图 44　本发明上面观的结构示意图

3.技术特征和使用方法

如图 43、图 44 所示,本发明主要由底盘、插艾管、底盘孔、插艾管连接、电热丝、绝缘炉盘、电炉底座构成。

(1)技术特征:插艾管 2 与底盘 1 设置为一体结构,插艾管 2 相互之间设置有插艾管连接 4;底盘 1 设置有底盘孔 3 和底盘固定钩 5,底盘孔 3 位于插艾管 2 中间;电炉底座 8 设置有绝缘炉盘 7 和电热丝 6。

插艾管 2 设置为 15～36 根,高 1.6～2.5 cm,直径 2.0～2.6 cm。

(2)使用方法:通电,先将底盘 1 加热,再将艾条放入插艾管 2,再将艾条点燃即可使用。

第五节　通脉温阳灸治法

通脉温阳灸治法包括隔物温和灸、非隔物温和灸、隔物化脓灸、非隔物化脓灸、督脉循经灸、膀胱经循经灸、轻灸、重灸、全段灸,以及分段灸(如项部灸、项背部灸、背部灸、背腰部灸、腰部灸、腰骶部灸、骶部灸)。

一、温和灸与化脓灸

根据施灸后皮肤是否起泡、化脓,将通脉温阳灸法分为温和灸、化脓灸两种。

1. 温和灸

通脉温阳灸温和灸是指施灸时手法温和舒适,灸后皮肤不起泡、化脓,包括使用隔衬物的隔物灸和不使用隔衬物的非隔物灸,即隔物温和灸和非隔物温和灸。通脉温阳灸温和灸通过控制治疗时的皮肤受热温度、治疗时间和隔衬物药性的强弱等影响因素来达到温和灸的治疗效果。

(1)隔物温和灸:多指借助通脉温阳灸治疗器施灸,灸材和皮肤之间隔衬一层药物,灸后不起泡、化脓。传统的艾炷隔物灸、铺灸和使用温灸器操作的温灸器灸也是一种隔物温和灸。隔衬物包括新鲜的姜片、蒜泥、附子饼以及经过加工的复方药豆、药饼、药膏等,施灸时患者自觉治疗部位舒适。这种灸法的特征是治疗后灸处皮肤不起泡、不化脓、不形成瘢痕。

(2)非隔物温和灸:特点是使用督灸盒为温灸器,不放置隔衬物施灸,施灸时患者自觉治疗部位舒适,治疗后灸处皮肤不起泡、不化脓、不形成瘢痕。

2. 化脓灸

通脉温阳灸化脓灸是指施灸时灸处皮肤疼痛较甚,灸后皮肤起泡、化脓,包括使用隔衬物的隔物灸和不使用隔衬物的非隔物灸,即隔物化脓灸和非隔物化脓灸。

(1)隔物化脓灸:是指借助通脉温阳灸治疗器施灸,内置姜末或蒜泥等隔衬物,施灸时患者自觉治疗部位温度较高,治疗后灸处皮肤起泡、化脓、形成瘢痕。

（2）非隔物化脓灸：是指借助通脉温阳灸治疗器施灸，治疗器内无姜末或蒜泥等隔衬物，施灸时患者自觉治疗部位温度较高，治疗后灸处皮肤起泡、化脓、形成瘢痕。

二、分经施灸

目前，以灸法的治疗部位对灸法进行分类，主要分为腧穴灸、经络灸、面灸。

1.腧穴灸

腧穴灸是最主要的分经施灸法，因治疗部位面积小又称点灸。腧穴灸可激发腧穴的主治功用。

2.经络灸

经络灸是指在十四经体表循行线部位施灸，又称线灸。周楣声在《灸绳》中将点灸笔循经灸称为条灸。应用手持式吹灸仪也可以在体表循经灸，芒针循经平刺或斜刺也是通过激发经络、腧穴的功能起效的治疗方法。

3.面灸

面灸是指在一个较大的治疗面施灸，如通脉温阳灸在背部、腰部、骶部施灸。

通脉温阳灸具有腧穴灸、经络灸、面灸的共同特点，施灸范围包括督脉穴、夹脊穴、背俞穴、膀胱经穴等。

通脉温阳灸的治疗部位横跨背部、腰部、骶部，中间督脉循行，两侧是膀胱经第1侧线、第2侧线。督灸盒内设置了燃艾网，由纵行的栅栏隔开，与督脉、膀胱经相对应。

督脉循经灸，借助督灸盒，沿督脉体表循行线摆放艾炷或艾条段施灸。膀胱经循经灸，借助督灸盒，沿膀胱经体表循行线摆放艾炷或艾条段施灸。

三、分部施灸

通脉温阳灸中患者一般采取俯卧位。对体形肥胖、不耐俯卧的患者,可应用通脉温阳灸治疗床进行仰卧位施灸。

传统的铺灸是指在督脉大椎穴至腰俞穴之间借助不同的温灸器施灸,既可全段施灸,又可分部施灸,如在项部、项背部、背部、背腰部、腰部、腰骶部、骶部分别灸治。

1. 全段施灸

借助通脉温阳灸治疗器在督脉大椎穴至腰俞穴之间,两侧横跨督脉、膀胱经第一侧线施灸。此灸法施灸部位覆盖面广,涵盖的腧穴、经脉最多。

2. 分部施灸

适用于脊柱颈椎、胸椎、腰椎、骶椎相应位置的椎体、神经、皮肤、肌肉病变引起相应的疾病。它是根据疾病定位相应脊柱节段在病变部位施灸,是一种精准的治疗方法。其可分为项部灸、项背部灸、背部灸、背腰部灸、腰部灸、腰骶部灸、骶部灸。

可见,通脉温阳灸既可以在全段施灸,也可以在脊柱分部施灸。

四、轻重灸

轻灸、重灸是根据通脉温阳灸治疗时使用的灸量多少而进行分类的方法。通脉温阳灸灸量的多少主要取决于施灸时间、是否为化脓灸、施灸的范围等因素。

1. 重灸

特点有每次施灸时间长,两次施灸间隔时间短,治疗次数多,施灸温度高,灸后皮肤起泡、化脓、形成瘢痕,在大椎穴至腰俞穴全段施灸。

2. 轻灸

特点有每次施灸时间短,两次施灸间隔时间长、次数少,灸后皮肤不起泡、不化脓、不形成瘢痕,或在大椎穴至腰俞穴分部施灸。

3. 中度灸

灸量介于轻灸与重灸之间则为中度灸。

第六节　通脉温阳灸教学实践

针灸是一门实践性非常强的学科,临床实训教学在针灸教学中占有重要的地位。中医针灸专业学生在具备一定的针灸理论知识后,通过临床实训教学能够较快地掌握针灸技能,提高临床技能水平。通脉温阳灸在临床应用范围广,通常采用互动式体验式实训教学法,目前已积累了丰富的临床教学经验,在临床治疗中也取得了非常满意的效果。

一、互动式体验式实训教学法特点

互动式体验式实训教学法特点:在实训过程中让学生直接体验灸法操作,在教学过程中,让学生广泛参与,充分调动了学生的积极性。

1. 教学过程中与学生充分互动

实训前,先进行通脉温阳灸理论教学。在通脉温阳灸实训教学过程中,让学生进行通脉温阳灸的文献检索、温灸器改革及通脉温阳灸操作规范、护理要点、注意事项的制订和修改等。互动式教学充分调动了学生的积极性,如设置问题让学生思考,或让学生进行文献检索来了解相关书籍、论文、专利中古今医家对通脉温阳灸的研究,又如通过反复观看视频来对比原始铺灸和改进后通脉温阳灸的优缺点,让学生发现问题并提出改进方法。

制订通脉温阳灸操作规范来优化操作流程,可避免医疗事故,节省治疗时间。其具体内容包括两个部分:一是治疗前物品的准备;二是操作的流程。

通脉温阳灸护理是对治疗前后患者的身体状态、饮食、情志的调摄,消除治疗隐患,让患者保持最佳状态,如在治疗前不过饥过饱、不疲劳,治疗后不吹冷风或喝冷饮。

2.通脉温阳灸体验式教学

保健灸体现了中医"治未病"的思想。正如《素问·刺法论》中所说:"正气存内,邪不可干。"通脉温阳灸体验式教学体现在两个方面:一是通脉温阳灸可用于自我保健,让学生相互体验灸法的保健作用,从而加深感性认识;二是待学生在熟练通脉温阳灸操作后,在治疗过程中全程观察患者的病情变化,总结经验。

二、通脉温阳灸实训教学考核与反馈

通脉温阳灸实训教学考核是对学生操作水平的检验,考核内容分为两部分,即在实训教学中期进行理论考核,在实训教学结束前进行实践考核。其中理论考核以考试为主,主要考核基础理论知识;实践考核主要考核通脉温阳灸的规范化操作,根据通脉温阳灸操作规范制订每一个步骤的考核分值,以科室内患者为实践对象,请带教老师对学生的实训过程做出评分。考核结束后,将考核结果和评语反馈学生,让学生参照操作规范完善技能,并请带教老师予以解惑。

参与培训的学生有实习生、进修生、规培生。我们针对不同情况制定不同的实训要求和考核内容。基于灸法的保健作用,我们在临床教学过程中创立了"互动式体验式实训教学法",让学生在广泛参与中体验灸法的保健作用,使学习在"感性认识-理性认识-感性认识"中得以提高。

临床实训教学将吹灸、按摩灸、胸阳灸、脐腹灸、头颈灸、温针灸、通脉温阳灸、隔物灸、点灸笔灸法、数联组合灸法等列为常规实训教学内容。

三、临床实训教学

1. 学习目的

掌握通脉温阳灸的基本知识和基本操作技术。

2. 实训教学方法

（1）运用互动式体验式实训教学法，实训通脉温阳灸疗法。

（2）指导老师通过 PPT 多媒体教学，系统地讲解通脉温阳灸疗法，演示本疗法的操作步骤。

（3）让学生分组练习，分别作为操作者和患者体验通脉温阳灸的保健治疗作用。

（4）实训教学结束后，让学生积极查阅文献，了解本疗法的最新研究进展，完成实训教学报告。

（5）考核合格后，学生方可为患者单独操作。

3. 要点内容

（1）施灸前的准备：

①安全检查：进行通脉温阳灸治疗器、通脉温阳灸聚烟罩、排烟系统的常规安全检查。

②物品准备：艾绒及姜末的制备，选用精细、柔软、纯净的艾绒200 g，并将 1 000～1 500 g 的新鲜生姜去皮，制备成黄豆大小的姜粒备用。

③穴位的选择与定位：选取督脉的大椎穴至腰俞穴之间的区域为施灸部位。

④体位的选择:治疗时,患者取俯卧位,放松全身,暴露治疗部位。

⑤其他辅助用品:通脉温阳灸治疗器、打火机、镊子、酒精棉球、无菌纱布、通脉温阳灸药粉、消毒弯盘、酒精灯。

⑥实施通脉温阳灸前,学生应全面了解患者情况,加强与其交流。缓解患者紧张情绪,嘱其适当饮水,饭后半小时排空大小便。

⑦环境要求:环境应符合 GB 15982—2012 的规定,保持安静、清洁卫生、温度适宜,具备排风设备。

(2)操作步骤:患者取俯卧位,全身放松,暴露治疗部位。

①取穴:取大椎穴至腰俞穴为施灸部位,两侧宽在膀胱经第一、第二侧线之间。

②消毒:以酒精棉球沿施术部位自上而下常规消毒3遍。

③撒通脉温阳灸药粉:在督脉的治疗部位自上而下薄撒一层通脉温阳灸粉(约2g),再在上面覆盖一层略大于治疗部位的无菌纱布。

④放置灸具:将通脉温阳灸治疗器放置于施灸部位上,覆盖治疗中心;点燃艾炷或艾条段后,覆盖通脉温阳灸聚烟罩,连接通脉温阳灸排烟系统,打开开关。

⑤铺姜粒:将姜粒平铺于通脉温阳灸治疗器内部,要求上下均匀,薄厚一致,2~3 cm。

⑥放置艾绒施灸:在姜粒上均匀平放艾炷或艾条段,自上向下点燃,开启通脉温阳灸排烟系统,待艾绒完全燃尽为1壮,继续同前添加艾炷或艾条段点燃,如上灸取3壮,灸完3壮后关闭排烟系统,取下灸具。

⑦清洁灸处:将通脉温阳灸治疗器、纱布连同姜粒一起卷起,然后用无菌纱布轻轻擦干净皮肤。

⑧灸后处理:灸后皮肤出现红晕是正常现象,若艾火热力过强,施灸过重,皮肤易发生水泡。小水泡无须处理,如果水泡较大则以酒精棉球自上而下常规消毒3遍,用一次性无菌针头沿水泡下缘平刺,泡液自然流出,再以消毒干棉球按压干净即可。

(3)关键技术:

①通脉温阳灸治疗器使用前和使用过程中应注意安全,使用后

应保持清洁。

②灸温的调控:以患者治疗时的感受及治疗处皮肤是否起泡来调整治疗温度,自觉温度过高、不可忍受时皮肤容易起泡。如果是为了灸后起泡、化脓则鼓励患者坚持治疗,学生可采取手拍患者治疗部位以外的皮肤来减轻患者的疼痛。

③艾条的更换:艾条段或大艾炷一次性全点燃,燃尽后将艾灰压平,重新放上灸材再次施灸。

(4)注意事项:该灸法治疗时间长,是一种重灸法,尤其需要注意安全。

①患者在精神紧张时、大汗后、劳累后或饥饿时不宜进行该疗法。

②治疗期间,密切注意患者状态,防止灸具因患者活动脱落而发生烧烫伤。

③治疗室内,应安装通脉温阳灸排烟系统,及时排烟或通风。

④治疗结束后,嘱患者休息几分钟后,再缓慢坐起,再休息10分钟后方可离开诊室,避免患者发生体位性眩晕。

⑤如患者发生晕灸,学生应及时处理。应立即停止施灸,让患者平卧于空气流通处,松开其衣领,给予温糖水(糖尿病者慎用)或温开水饮用,嘱患者稍作闭目休息即可。对于猝倒神昏者,可针刺水沟、十宣、百会、合谷、内关、太冲、涌泉等穴以急救。

⑥嘱患者灸后注意保暖,调畅情志,适当休息,避免熬夜。

⑦嘱患者饮食上宜清淡素食,避免寒凉、肥甘之品,禁酒,以免影响疗效。

(5)禁忌:主要指重大疾病或体质极度虚弱或精神疾患不能配合治疗者禁用本疗法。具体如下:

①装有心脏起搏器及严重内科疾病患者禁用本疗法。

②儿童、孕妇、哺乳期患者禁用本疗法。

③发热、脉象疾数者禁用本疗法。

④过敏体质或局部皮肤破损者禁用本疗法。

⑤阴虚火旺、大汗淋漓、极度衰弱、大病初愈者禁用本疗法。

⑥极度疲劳、抽搐痉挛、情绪不稳、精神疾病、温度感觉障碍者

禁用本疗法。其他不适宜灸法治疗者均禁用本疗法。

四、临床应用

本疗法可作为保健灸,于每年三伏天进行冬病夏治,以增强人们的体质。只要患者能够耐受治疗,通常寒热虚实病证皆可应用。

通常有全段灸和分部灸两种方法。全段灸:即大椎穴至腰俞穴全程施灸。分部灸:即上背部、下背部、腰部、骶部分别对应不同的脏腑。针对不同的疾病分段施灸,以实现精准治疗。

五、操作流程图

通脉温阳灸为一种温灸器灸法,我院护师团队总结并制订了通脉温阳灸的操作流程图,如图45所示,可供临床参考使用。

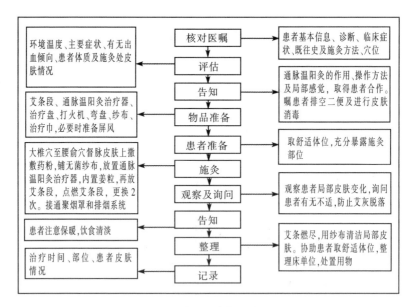

图45　通脉温阳灸操作流程图

第二章　通脉温阳灸医案

第一节　干燥综合征

原发性干燥综合征是以淋巴细胞浸润外分泌腺为主的一种全身性自身免疫性结缔组织疾病，临床主要表现为口眼干燥、腮腺肿大等，并累及关节、皮肤、神经和其他系统器官。本病主要病理基础是外分泌腺体炎和血管炎。

本病属中医"燥痹""燥证""痹证"范畴，病机多为阳气亏虚不能气化津液，久病入络致气滞血瘀，加之外部因素侵袭，诱发内因，导致体内消伐阴津，阴血亏虚，机体失去滋养而发病。

一、中医认识

干燥综合征属中医"燥证""燥痹"范畴，路志正教授依据燥气致痹的特点为其命名，并提出主要病机为五官九窍津液不足而不能荣养全身。津液的生成、输布和代谢是由脏腑阳气的温煦、气化功能的配合来完成的。饮食是津液的主要来源，经胃的受纳、腐熟、消化，小肠的分清泌浊，脾的转输，肺的宣发、肃降，以及三焦通道的输布来外达四肢九窍皮毛，内注五脏六腑，濡养全身。津液生成、输布和代谢的任何一个环节出现功能障碍均可导致津液不足，脏腑官窍失润而发为燥痹。

蔡圣朝教授认为，燥痹的病因较多，病机错综复杂，可为外感六淫邪气伤其正气，或内伤七情致气机失调；又可为先后天失于调养，致脏腑亏虚，经络不通，阴津生化不足而不能濡养五官九窍。本病以阴津不足为标,阳气亏虚为本。

1. 阴津不足为标

燥痹临床表现为一派干燥津枯之象,如眼干目涩、肌肤干燥、口舌干燥、燥渴欲饮,痹阻肢体关节经络,出现关节隐隐作痛、不红不肿、屈伸不利。古代文献有燥痹相关内容的记载而无燥痹之名。《黄帝内经》首次提及"燥胜则干,津之为液……故津充则润,津亏则燥。"路志正教授将本病命名为"燥痹",认为本病与现代医学干燥综合征相似;《备急千金要方》中记载"精极"的临床表现也与本病相似,即"眼视不明,齿焦发脱,腹中满满,则历节痛痛……若五脏六腑衰,则形体皆极,眼视而无明,齿焦而发落"。由此,我们认为本病为五脏六腑功能衰竭而致。

燥邪外感,耗伤津液。津液充足,则五官九窍、脏腑组织器官得以滋润荣养;阴虚津液亏虚,则脏腑组织不荣,燥邪内生,气血痹阻不通,出现关节、脏腑失于濡养的症状,则发展为燥痹。古代文献中记载有燥邪致病而出现干燥、涩滞的表现,如《灵枢·九宫八风》云:"风从西方来……内舍于肺,外在于皮肤,其气主为燥。"金代刘完素在《素问病机气宜保命集》中提出了燥邪的病机为"诸涩枯涸,干劲皴揭,皆属于燥"。明代张景岳在《景岳全书·传忠录·表证》记载:"盖燥胜则阴虚,阴虚则血少",他认为燥邪偏盛则伤阴血少。《类证治裁》中提出燥邪致病有内燥、外燥之分,即"燥有外因,有内因。因于外者,天气肃而燥胜……因乎内者,精血夺而燥生。"内伤致病,内热煎灼,津液枯竭,则阴血津液不足,致皮肤肢体、五官九窍失养,则瘀血内生,痹阻经脉,故发为燥痹。

2. 阳气亏虚为本

人体阳气有抵御外邪的能力,阳气主人之生长壮老,阳气化生精血津液,"阳者卫外而为固也"。古人把阳气看作天空与太阳,如"阳气者,若天与日,失其所,则折寿而不彰"(出自《素问·生气通天论》)。所以,阳气盛衰决定人体健康与否,即"阳强则寿,阳衰则夭"。

根据阴阳互根互用理论，人体的阴阳气血之间具有相互为用、相互依存的关系，《景岳全书·传忠录·阴阳》曰："阴根于阳，阳根于阴"，《淮南子·天文训》曰："阳生于阴，阴生于阳"，《素灵微蕴》云："阴阳互根……阴以吸阳……阳以煦阴"。在病理情况下，人体的阴液和阳气一方出现亏损，可引起另一方的不足，即阴损耗阳或阳损伤阴。由于"无阴则阳无以生，无阳则阴无以化"，故出现"阳损及阴""阴损及阳"的现象。

五脏与五官九窍关系密切，中医有"五脏化五液"之说，五液指涕、汗、涎、泪、唾，是人体津液的组成部分。五脏阴液亏虚则临床表现为口、咽、眼、鼻、皮肤干燥。肝脏体阴而用阳，主藏血，在液为泪，开窍于目，赖津液化生之泪液以润养，故脏腑亏虚，阴液不足，则目失所养，《灵枢·大惑论》记载："五脏六腑之精气，皆上注于目而为之精"。脾为水谷之源、后天之本，口为脾之外窍，在液为涎，其华在唇，其运化之水液上承、润泽口腔。若脾病，则化源亏虚，津液不足，出现涎少、唇干、口燥的症状。肺主行水，其华在毛，在体合皮，鼻为肺之外窍，在液为涕。若肺阴内伤，鼻窍失养则鼻腔干燥，皮毛失于濡养则皮毛枯槁。肾主骨，齿为骨之余，肾为水火之脏，内寓肾阴肾阳。肾主水，人体津液生成赖肾气之蒸腾、气化作用，肾阴为一身阴液之本，藏精气而主五液，在液为唾，其华在发，能资助、促进其他脏腑之阴。若肾精亏少，精血津液生化乏源，则虚火上炎，燥热内生，易见齿裂、唇焦。心主血脉，舌为心之苗，在液为汗，下系金津、玉液以润泽口腔，心之阴血不足可致苔少、舌质干红。

蔡圣朝教授认为，人体阴阳失衡，阳气亏虚不能化生阴液，导致口咽、眼目、鼻腔、皮肤等失于濡养而表现一派干燥之象。燥痹既有阴虚的表现，又有阳虚的症状，阳气亏虚是本病的根本，阴液不足是本病的表现，"阴虚可灸"是针对燥痹阴虚症状而言的。本病实为阴阳两虚之证。中药治疗时，在补阳、扶阳的同时加入滋阴药，则阳气可得阴液之助而化生无穷，正如张景岳所说"善补阳者，必于阴中求阳，则阳得阴助而生化无穷；善补阴者，必于阳中求阴，则阴得阳升而泉源不竭"。通脉温阳灸不同于中药内治法,其治疗部位涵盖督脉穴、夹脊穴、背俞穴,通过激发人体阳气和调理五脏六腑功能来改善阴液亏虚的症状。

二、西医认识

1. 定义和诊断标准

(1)干燥综合征定义:本病是一种主要累及外分泌腺体的慢性炎症性自身免疫疾病,又名自身免疫性外分泌腺体上皮细胞炎或自身免疫性外分泌病。临床症状除因唾液腺和泪腺受损致功能下降而出现的口干、眼干外,尚有其他外分泌腺及腺体外其他器官的受累而出现多系统损害的症状。其血清中有多种自身抗体,有高免疫球蛋白血症。

(2)原发性干燥综合征诊断标准:符合 2012 年美国风湿病学会(ACR)分类标准,即具有干燥综合征相关症状/体征的患者,以下 3 项客观检查满足 2 项或 2 项以上,可诊断为干燥综合征。

①血清抗 SSA 和/或抗 SSB 抗体(+),或类风湿因子阳性同时伴抗核抗体(ANA)≥1∶320;

②唇腺病理示淋巴细胞灶≥1 个/4 mm²(4 mm² 组织内至少有50 个淋巴细胞聚集);

③干燥性角结膜炎伴结膜角膜染色评分:染色评分≥3 分(患者当前未因青光眼而日常使用滴眼液,且近 5 年内无角膜手术及眼睑整形手术史)。

2. 发病机制

干燥综合征的病因和发病机制尚不完全清楚,可能与下列因素相关:

①干燥综合征有较强的免疫遗传因素;

②炎性浸润主要由 T 细胞驱动;

③病毒感染能促发自身免疫性唾液腺炎；

④产生相对特异性的自身抗体；

⑤调节凋亡的基因影响了慢性淋巴细胞的浸润。

三、治疗原则

蔡圣朝教授认为，治疗燥痹关键在于调理阴阳，扶助阳气，调节脏腑功能，使阴液自生，则九窍自可濡养。蔡圣朝教授临床运用通脉温阳灸温补脏腑治疗燥痹，使阳气恢复则阴液自生，阴液生则口眼干燥症状可得到改善。

1.阴虚可灸

灸法是否可用于热证治疗，临床已有定论。梅花针灸学派第六代传承人周楣声根据数十年的临床经验，尤其是灸法治疗流行性出血热的成果论证了其"热证贵灸"的学术思想。但有医家认为，实热可灸，阴虚不可灸。蔡圣朝教授运用灸法治疗消渴病、燥痹、热痹、喉痹等虚热证、实热证，临床有显效，因此提出"阴虚可灸"的学术观点。古代文献亦有阴虚用灸的记载，如《红炉点雪》中记载了灸法治疗以虚热为病机的肺结核的方法，即"凡痰火骨蒸痨瘵……宜灸四花六穴……或膻中穴，但得穴真，无不验也"，亦是"阴虚可灸"的理论基础。

2.通脉温阳灸作用机制

传统铺灸是流行于江浙地区的一种民间灸法，以蒜泥为隔衬物，于每年三伏天治疗1次，灸后皮肤起泡、化脓，可用于治疗类风湿关节炎等疾病。蔡圣朝教授在传统铺灸的基础上，结合周楣声"阳光普照区"的诊疗经验，将发明的治疗性温灸器（即通脉温阳灸治疗器、督灸盒等）和辅助性灸具（即聚烟罩、排烟系统）用于传统铺灸治疗。根据其功用，将运用此类灸具治疗疾病的方法命名为通脉温阳灸。这种灸法还可以消除污染环境的艾烟，改善灸法操作的治疗环境。

通脉温阳灸的作用机制主要有以下几个方面。

(1)疏通经脉。通脉温阳灸治疗区域覆盖大椎穴至腰俞穴之间,两侧位于足太阳膀胱经第一侧线以内到督脉的区域,因此具有激发督脉穴、背俞穴和夹脊穴及调理五脏六腑的功能。以艾为灸材,取其温通十二经之效,《神灸经论》中曾记载有"夫灸取于火……走而不守,善入脏腑。取艾之辛香作炷,能通十二经……以治百病,效如反掌"。

(2)温阳壮肾。主要体现在以下方面。

①药物有温阳作用,所用灸材"艾"、隔衬物"生姜"、通脉温阳灸药酒皆有温阳通脉的作用;

②艾制品燃烧时释放的热刺激;

③通脉温阳灸于阳经循行部位施灸。后背为阳,腰为肾之府,命门、肾俞位于腰部,此区域为阳经循行部位。肾阳主一身之阳气,故通脉温阳灸可激发肾阳之功能,以温壮全身之阳;

④火补的灸法操作方式,《灵枢·背腧》中记载:"以火补者,毋吹其火,须自灭也",《丹溪心法·拾遗杂论九十九》中记载:"灸法有补火泻火,若补火,艾炳至肉……"。通脉温阳灸隔衬物(姜末)及艾段用量大,艾段自然燃烧和灸治时间长。因此,从操作方式上看,治法属于温补灸法,在施灸过程中患者自觉热感向胸腹部或四肢传导。

(3)引郁热外出。灸法治疗热证的机制在于引郁热外出。如汪机在《针灸问对》中记载:"热者灸之,引郁热之气外发";又如李梴在《医学入门》中记载:"虚者灸之,使火气以助元阳也……寒者灸之,使其气之复温也;热者灸之,引郁热之气外发……"

四、医案

案 1 袁某,女,61 岁,2018 年 8 月 13 日初诊。
主诉:口眼干燥 4 年,加重 1 周。

现病史:4 年前患者无明显诱因下出现口干、口渴,饮水不能缓解,吞咽干饭需饮水才能咽下,两目干涩,双侧腕关节肿痛,不能接触凉水,在外院诊断为"原发性干燥综合征",口服"醋酸泼尼松片、白芍总苷胶囊"等药物治疗(具体剂量不详),症状时轻时重,久治未愈。1 周前患者因受凉后自觉口眼干燥加重,为求进一步诊治就诊我院。

初诊:口眼干燥,频频饮水,多发龋齿,双侧腕关节及肩关节肿痛,活动不利,关节接触凉水不适,活动后身体无力,晨起干咳,食欲差,睡眠一般,大便干,3 日 1 次,小便黄,舌质红、少苔、少津、舌下有瘀点,脉细数。查血沉 88 mm/h、抗 SSA 抗体(+)、抗 SSB 抗体(+),糖化血红蛋白 5.5%。

诊断:西医诊断为干燥综合征;中医诊断为燥痹,燥邪伤肺证。

治法:药物予以白芍总苷 0.6 g bid 调节免疫功能治疗;中医予通脉温阳灸治疗,温通经脉、调理阴阳平衡。

操作:老生姜 1500 g,切碎如黄豆粒大小,备用,长 4 cm 艾段(产自上海泰成科技发展有限公司)。患者取俯卧位,局部皮肤常规消毒,大椎穴至腰俞穴督脉段皮肤涂擦药酒(红花、蜈蚣、全虫、黑附片、当归、川芎、冰片等按一定比例泡酒,取浸泡上清液),背部、腰部、骶部铺一层无菌纱布,背部、腰部、骶部放置通脉温阳灸治疗器,将姜末放入微波炉中加热 3 分钟,以手试温度,适宜时即平铺于治疗器内,姜末表面均匀摆放艾条段,用 95%酒精棉球点燃艾条段,艾条燃尽后更换 2 次,每次治疗时间 1.5~2 小时,每周 1 次。

2018 年 8 月 27 日二诊:口干、口渴症状有所缓解,双眼仍干涩疼痛,晨起干咳减轻,无发热,双侧腕关节疼痛及无力症状缓解,纳眠可,二便调,舌红,苔薄少津,舌下有瘀点,脉细数。中西医治疗同前。

2018 年 9 月 10 日三诊:口干、口渴症状明显好转,双目涩痛缓解,双侧腕关节及肩关节痛止肿消,乏力症状好转,纳眠可,二便可,舌脉同前。中西医治疗同前。通脉温阳灸治疗后未出现皮肤起泡及其他不适。2个月后电话随访,患者症状无复发。

按语:干燥综合征是以口、眼、鼻、皮肤干燥少津为主要症状的主要侵犯外分泌腺的疾病,属中医"燥证""燥痹"范畴,病因多端,病机复杂。本例患者为老年女性,表现为口、鼻、眼、目干涩,口干,唾液分泌减少,食物需饮水送服,后期出现多关节肿痛,接触凉水而关节不适,中医辨证属本虚标实证,阴液不足为标,阳气亏虚为本,治当温阳通脉。治疗期间需注意调养,洗澡宜用热水,饮食宜清淡、营养丰富,忌食辛辣刺激性食物及冷饮,劳逸适度,勿多劳、熬夜,勿长时间在空调房或对着风扇吹风。

案 2　沈某,女,66岁,2018年9月3日初诊。

主诉:口眼干燥8年,加重1个月。

现病史:患者8年前无明显诱因下出现双目干涩、口干,饮水不能缓解,进食吞咽干噎,难以下咽,需喝水辅助,伴腕肘关节疼痛,畏寒,在外院诊断为"原发性干燥综合征",口服"醋酸泼尼松片、硫酸羟氯喹"等药物治疗(具体剂量不详),后症状复发。1个月前因劳累、受凉后上述症状加重,为求进一步诊治就诊我院。

初诊:口眼干燥,口渴饮水,双侧腕关节及肘关节肿痛,活动不利,畏寒肢冷,乏力,晨起干咳少痰,纳差,睡眠一般,大便干结,小便黄,舌质红绛、苔少、无津、舌下有瘀斑,舌下脉络迂曲,脉细数。查血沉 65 mm/h、抗 SSA 抗体(+)、抗 SSB 抗体(+)。

诊断:西医诊断为干燥综合征;中医诊断为燥痹,肝肾阴虚证。

治法:药物予白芍总苷 0.6g bid 调节免疫功能治疗;中医予通脉温阳灸补益肝肾、通络止痛,每次施灸 1.5 小时,每周治疗 1 次。

2018 年 9 月 10 日二诊:治疗同前。双眼干涩及口干症状较前缓解,双腕、双肘关节疼痛减轻,晨起干咳减轻,无发热,仍感乏力,纳眠可,二便调,舌红苔薄少津,舌下有瘀点,脉络迂曲,脉细数。

2018 年 9 月 17 日三诊：双目涩痛好转，口干口渴症状明显缓解，双侧腕关节及肘关节疼痛缓解，乏力改善，纳眠可，二便可；舌脉同前。治疗同前。仍予以通脉温阳灸治疗，每周 1 次，治疗 3 次后症状明显好转。通脉温阳灸治疗后皮肤无起泡。2 个月后电话随访，患者症状无复发。

按语：本病患者由于外感燥邪而致脏腑功能失调，津液乏源，不能濡养五官九窍、肌肤，瘀血痹阻关节，发为燥痹。本例患者以阴津亏虚为标、阳气亏损为本，治以通脉温阳灸温通脏腑，温壮阳气，以促阴津自生，则瘀血得化，经络通畅，关节痹痛渐止。通脉温阳灸属于温灸器灸法的范畴，蔡圣朝教授发明的通脉温阳灸聚烟罩、通脉温阳灸排烟系统和伸缩式通脉温阳灸治疗器集排烟和治疗于一体，解决了传统铺灸疗法隔衬物易散落和艾烟污染空气的两大难题；且治疗部位涵盖了背俞穴、夹脊穴、督脉穴，可调理五脏六腑功能，验证了"阴虚可灸论"的理论。

第二节　骨质疏松症

骨质疏松症是一种复杂的、由多种因素产生的慢性病，是中老年人的常见病、多发病。临床主要表现为腰背疼痛、畸形、骨折、呼吸功能障碍等，严重影响患者的生活。原发性骨质疏松症属中医"骨痹""骨痿""骨枯"范畴。

一、中医认识

一般认为，本病发病与肝肾不足、脾肾亏虚、痰瘀阻络等原因导致的气血瘀阻、络脉受损、筋骨不养密切相关。

第二章　通脉温阳灸医案

69

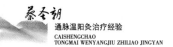

1. 肝肾不足，命门火衰

古人认为，女子35岁、男子40岁肝肾始衰。《素问·阴阳应象大论》云："年四十，而阴气自半也，起居衰矣。"《素问·上古天真论》曰："女子……五七阳明脉衰，面始焦，发始堕；六七三阳脉衰于上，面皆焦，发始白；七七任脉虚，太冲脉衰少，天癸竭，地道不通，故形坏而无子也。丈夫……五八肾气衰，发堕齿槁；六八阳气衰竭于上，面焦，发鬓颁白；七八肝气衰，筋不能动，天癸竭，精少，肾脏衰，形体皆极；八八则齿发去。"肝藏血，肾主精，精血互生，肝肾同源，肝主筋，肾主骨，肝肾功能正常，精血充足，则筋骨得以濡养，肝肾亏虚则筋骨得不到滋养，痿弱不用，肢体不利；肝主疏泄，疏泄失常，则肝郁气滞，气血凝滞，郁而化热，不通则痛，络脉空虚则筋骨不荣。肾为水火之脏，内寓真阴真阳，肝肾阴虚不能敛阳，相火亏虚，命门火衰，不能温养脏腑肢体，则肢体关节疼痛，虚阳妄动而出现虚热之象。《医学衷中参西录》云："肝虚不能疏泄，相火即不能逍遥流行于周身，以致郁于经络之间，与气血凝滞，而作热作疼。"肾藏精，精生髓，髓养骨，若肾精不足，则骨骼生长发育不良，骨质脆弱，易于骨折。《黄帝内经》云："肾脂枯不长为骨痹……骨枯而髓减为骨痿。"

2. 脾肾亏虚，筋骨失养

肾主骨生髓，骨骼功能的正常有赖于肾气、肾精的充养，正如《素问·五脏生成》曰："肾之合骨也"。肾为先天之本，脾为后天之本。先天温养后天，后天补养先天，脾胃运化功能强健则气血充足；又精血同源、互生，则肾精能够得到气血补充。《脾胃论·脾胃盛衰论》曰："大抵脾胃虚弱，阳气不能生长，是春夏之令不行，五脏之气不生。脾病则下流乘肾……是为骨痿。"人之筋骨因肾精始成，其强壮、坚固则待后天充养，后天充养则坚，后天失养则痿。骨虽生于先天，但骨萎发于后天。由此可见，后天之本的脾胃与骨质疏松症密切相关。

脾胃者，水谷化精之所，精气布散，灌溉四旁，濡养肢体，则筋骨强极,肌肉满壮,如《素问·太阴阳明病论》曰:"脾者土也,治中央,常以四时长四藏。"脾主肌肉四肢,脾之精血不足、濡养不利,则经脉不盈、络脉虚损而肌肉不养、筋骨衰败。脾气亏虚,健运无权,气化无源,则津液、精血失布,津液凝聚而为湿,湿凝为痰,血聚为瘀,痰饮阻滞经络易成痰湿,如《金匮要略·惊悸吐衄下血胸满瘀血病脉证治》曰:"血不利则为水,水聚则成痰。"

3.久病入络,痰瘀阻滞

久病、年老致肝肾脾脏腑不足,且久病亏虚损于骨,如《难经·骨痿》曰:"四损损于筋,筋缓不能收持;五损损于骨,骨痿不能起于床"。病久脾生痰湿,肝不疏泄,肾不温煦,气滞不能推动血行,津血停滞,痰湿、瘀血停留,则经脉不通,络脉痹阻,筋骨失养,形体衰败,则骨痿不用,如《医林改错》曰:"元气既虚,必不能达于血管,血管无气,必停留而瘀。"《不局集》曰:"血行不自行,随气而行,气滞于中,血因停积,凝而不散。"血气不和,阴阳不调,则易生疾患,如《素问·调经论》曰:"血气不和,百病乃变化而生。"痰瘀互结,阻滞经络、脏腑而使气机郁滞,不通则痛;痰瘀阻滞日久,邪气愈盛,暗伤气血津液而致气血不足,阴精亏损,则经络、脏腑、筋骨失养,故不荣则痛。

二、西医认识

1.定义

世界卫生组织对骨质疏松症的定义,即:
(1)骨量减少,包括骨矿物质和骨基质等比例减少。
(2)骨的显微结构退化,表现为骨小梁变细、变稀,乃至微骨折。
(3)骨的强度下降,骨的脆性增高,难以承载原来的负荷,易发生骨折。
(4)常见的骨折有腰椎压缩性骨折、股骨颈骨折和手腕部骨折。

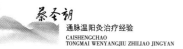
2.临床表现

（1）腰背疼痛：疼痛是最常见的主要症状，尤以腰背部最明显。脊柱有明显的压痛和叩击痛，一般骨量丢失 12% 以上时即可出现骨痛。其他症状还有全身乏力、膝软无力、体力下降，有时出现腓肠肌阵发性痉挛等。

（2）身高缩短、驼背：这是骨质疏松症重要临床体征之一，多在疼痛后出现。脊椎椎体几乎都由松质骨组成，此部分是身体的支柱，负重量大，尤以 T_{11}、T_{12} 和 L_3 负荷量更大，容易压缩、变形，使脊椎前倾。正常人为 24 节椎体，每个椎体高度约 2 cm。老年人骨质疏松时，重要的体征之一为每个椎体缩短 2 mm 左右，身长平均缩短 3~6 cm。

（3）骨折：是骨质疏松症常见且严重的并发症，一般骨量丢失 20% 以上时易发生骨折。骨质流失通常没有明显的症状，患者经常不自觉，直到骨质非常脆弱，在突然的压力、撞击或摔倒时造成下胸、腰椎、股骨颈、桡骨远端等部位骨折。

（4）呼吸功能下降：骨质疏松导致的腰椎压缩性骨折、脊柱后凸、胸廓畸形均可使呼吸功能下降，致肺活量和最大换气量减少。患者往往可出现胸闷、气短、呼吸困难等不适症状。

三、诊断依据

依据《中药新药临床研究指导原则》中的标准，即具有腰背疼痛、下肢酸软、肌肉抽搐等症状，轻微外伤甚至活动不慎即容易造成脊椎压缩性骨折者；可有背部后突畸形及脊椎压痛、叩击痛等者；骨密度值提示为骨质疏松；X 线或 CT 显示骨质疏松或骨折影像，以脊柱、骨盆、股骨上端明显，如骨皮质变薄、骨小梁减少或消失、骨结构模糊、椎体双凹变形或楔形变者。

中医认为，骨质疏松症的根本原因是机体衰老。机体衰老以肾虚为本，故治疗应以温肾壮骨、补益先天、健脾益气、培补后天、疏通经络、补益气血为主。

　　本病的发生与肾、脾两脏关系密切,脾肾亏虚是骨质疏松症的主要病机。肾藏精,为先天之本,又脾生血,脾为后天之本,精血互生。肾精依赖脾胃之气健旺得以充盈,骨的生长、发育有赖于脾胃的运化输布,脾肾二者能促进人的生长和发育;若脾肾功能失司,肾精虚损可致骨髓失养,脾虚则气血生化乏源,两脏亏虚易致气虚血瘀。

1. 温肾壮骨,补益先天

　　肾精不足,临床可见患者腰背弯曲变形、耳轮皱缩、形体瘦弱、腰酸膝软、记忆力减退或畏寒、脉沉细弱等,治以温肾壮骨、补益先天。

　　大量的研究证明,补肾药能调节下视丘﹣脑下垂体﹣性腺轴的功能,提高体内性腺激素的浓度,改善内分泌功能,提高人体免疫力,加强成骨作用,具有推迟及治疗骨质疏松症的效果。

2. 健脾益气,培补后天

　　脾气亏虚,临床可见患者形体消瘦,面色萎黄或无华,四肢关节疼痛,行走、支撑时疼痛明显,甚至轻微外力即发生骨折,身体困顿,体虚乏力,脉虚无力,治以健脾益气、培补后天。

3. 疏通经络,补益气血

　　实证多关节变形,疼痛较重,依据"不通则痛"的原则,治以疏经通络;虚证乃气血精亏虚,肢体关节失养,依据"不荣则痛"的原则,治以补益气血以治本。经络是运行全身气血、联络脏腑肢节、沟通上下内外的通路,分为阴络和阳络。阳络护外,温煦周身,固护肌表,保护机体不受外邪侵犯;阴络守内,输布气血,充实脏腑,壮固形体,能维持机体功能的正常运转。络脉因其具有网络周身、输布经脉气血的重要生理特点而发挥着护外防邪、充养脏腑、壮实形体的功能,络脉功能失养与久病久痛、肢体痿废不用密切相关。

络脉是荣养筋骨的直接生理结构。络脉荣,则筋骨强;络脉病,则筋骨萎。气滞血瘀及虚实寒热等多种因素可引起络脉不通。针对以上病因病机治疗的方法皆为通法。《医学真传·心腹痛》曰:"夫通则不痛,理也。但通之之法,各有不同,调气以和血,调血以和气,通也;下逆者使之上行,中结者使之旁达,亦通也;虚者助之使通,寒者温之使通,无非通之之法也。"

四、医案

案1 陆某,女,58 岁,2017 年 12 月 18 日初诊。

主诉:腰背酸痛 10 月余,加重伴四肢疼痛 2 个月。

现病史:患者 2017 年 2 月突然出现腰背酸痛,畏寒肢冷,遇阴雨天加重,不能弯腰、转身。在外院行腰椎正侧位片示腰椎高密度降低,诊断为"腰椎骨质疏松症"。2 个月前患者再次出现四肢疼痛。2005 年因患子宫肌瘤在当地医院行"子宫次全切除术",术后停经,后经雌二醇、维生素 D 等药物治疗病情无好转,为求进一步诊治就诊我院。

初诊:患者腰背疼痛隐隐,面色晦暗,少气懒言,神疲乏力,畏寒,易出汗,下肢屈伸不利,纳差,二便正常,舌质淡红,有齿痕,苔薄白,脉沉弱。查体:腰背活动受限,$C_1 \sim C_3$ 椎体棘突压痛(+)。查血沉正常,类风湿因子(-),腰椎 X 线片示骨密度降低,椎体呈鱼尾状,有较明显脱钙区。

诊断:西医诊断为骨质疏松症;中医诊断为骨痹,脾肾阳虚证。

治法:西医予阿法骨化醇 0.5 μg qd 改善骨密度、缓解疼痛等对症处理;中医予通脉温阳灸温阳补肾、益气健脾、疏通经络,每次施灸 1.5 小时,每周治疗 1 次,以姜末为隔衬物,同时嘱患者保暖防寒,劳逸结合,适当锻炼,增加蛋白质饮食。

2017 年 12 月 25 日二诊:患者腰背部疼痛明显缓解,下肢活动改善,畏寒减轻,食欲较前改善,二便调,舌质淡红,苔薄白,脉沉弱。

查体:腰背活动稍受限,C$_1$~C$_3$椎体棘突压痛(±)。中西医治疗同前。

2018年1月2日三诊:患者腰背疼痛明显好转,下肢疼痛明显好转,无畏寒,食欲尚可,二便调,舌质暗红,舌下瘀点瘀斑,舌下脉络迂曲,脉细涩。查体:腰椎活动稍受限,C$_1$~C$_2$椎体棘突压痛(±)。中西医治疗同前。

2018年1月9日四诊:患者腰背疼痛明显好转,下肢疼痛明显好转,无畏寒,食欲尚可,二便调,舌质暗红,舌下瘀点瘀斑,舌下脉络迂曲,脉细涩。查体:腰椎活动稍受限,C$_1$~C$_2$椎体棘突压痛(一)。又予2周巩固治疗,2个月后电话回访症状无复发。

按语:骨质疏松症依据其临床表现可归于中医"骨痹""腰痛""痹病"范畴,病位在椎骨,与肝脾肾三脏关系密切,为本虚标实之证。此类疾病多见于中老年人,患者多年老脏衰,肝脾肾亏虚,其中脾虚气血生化乏源,气血亏虚则筋骨失养,不荣则痛;肝肾精血不足,则筋骨失养而致骨质疏松。久病入络,气虚不能行血而致血瘀,则"不通则痛"。因此,临床针对肝肾不足、脾肾阳虚、气滞血瘀的病因病机,确立了补肝肾、强筋骨、化瘀止痛的治疗原则,并对症治疗,取得了明显的疗效。

案2 张某,女,55岁,2018年2月26日就诊。

主诉:腰腿疼痛5个月。

现病史:患者2017年9月20日在家中跌倒致右股骨颈骨折,于外院行"人工股骨头置换术"后未进行正规抗骨质疏松治疗。2018年9月开始出现右腿及腰部疼痛,每于天气变化时患肢及腰部隐隐作痛,为求进一步诊治就诊我院。

初诊:现患者右腿及腰部出现隐隐疼痛,形体偏瘦,唇干舌燥,眩晕耳鸣,双目干涩,心烦少寐,面色暗红,手足心热,大便干燥,舌红少苔,舌下瘀点瘀斑,舌下脉络迂曲,脉细数。否认"高血压、糖尿

病、冠心病"等慢性疾病病史。查体:腰椎活动受限,右髋活动受限,
$C_3 \sim C_5$ 椎体棘突压痛(＋),腰部叩击痛(＋)。查血钙示
2.28 mmol/L,血磷 1.13 mmol/L,I型胶原氨基端肽 34.45 ng/mL,I
型胶原羧基端肽交联 349.75 ng/mL,25 羟基维生素 D_3 32 nmol/L,
肝肾功能未见明显异常;查骨密度检示腰椎 T 值－3.5 SD。

诊断:西医诊断为重度骨质疏松症,右人工股骨头置换术后;中
医诊断为骨痹,阴虚血瘀证。

治法:西医予阿法骨化醇 0.5 μg qd 改善骨密度、缓解疼痛等对
症处理;中医予通脉温阳灸补益肝肾、化瘀通络,每次施灸 1.5 小
时,每周治疗 1 次,以姜末为隔衬物,同时嘱患者保暖防寒,劳逸结
合,适当锻炼,增加蛋白质饮食。

2018 年 3 月 5 日二诊:患者腰部及右髋部疼痛缓解,下肢活动
改善,畏寒好转,食欲较前改善,二便调,舌质淡红,苔薄白,脉细。
查体:腰及右髋关节活动改善,$C_3 \sim C_5$ 椎体棘突压痛(±)。中西医
治疗同前。

2018 年 3 月 12 日三诊:患者腰部及右髋部疼痛缓解,下肢活动
改善,畏寒减轻,食欲较前改善,二便调,舌质淡红,苔薄白,脉细。
查体:腰及右髋关节活动改善,$C_3 \sim C_5$ 椎体棘突压痛(－)。中西医
治疗同前。

2018 年 4 月 9 日四诊:患者腰部及右髋部疼痛明显好转,下肢
活动改善,畏寒好转,食欲较前改善,二便调,舌质淡红,苔薄白,脉
细。查体:腰及右髋关节活动改善,$C_3 \sim C_5$ 椎体棘突压痛(±)。又
予通脉温阳灸巩固治疗 2 周,2 个月后电话回访无复发。

按语:骨质疏松症是临床常见的骨骼系统退行性病变,患者的
骨微结构受到破坏、骨脆性增加、骨量减少,导致腰腿疼痛、骨质增
生、骨折风险增加。随着我国进入老龄化社会,骨质疏松症患者逐
年增多。原发性骨质疏松的治疗以补充钙剂和维生素D、调节骨代
谢为主来预防骨量的进一步丢失。中医将原发性骨质疏松症归于

"骨痹""骨痿""腰背痛""痹病"等范畴，本病以肝肾两虚、血瘀络阻、筋骨失养为主要病机，本例患者由于素体阴虚，再加之手术耗伤阴血，致阴虚内热，煎灼津液，致筋骨得不到濡养而发生疼痛。通脉温阳灸具有补益肝肾、活血通络、强筋壮骨的作用，因而对该病具有较好的治疗效果。

案3 李某，女，60岁，2018年2月26日就诊。

主诉：腰背冷痛10年。

现病史：患者自2008年绝经后开始出现腰酸背痛，四肢冰冷，后背怕冷，全身乏力，下肢沉重，运动后加重，天气变化时上述症状加重。近1个月来腰背疼痛症状加重，因此就诊我院。曾服用消炎止痛药、钙尔奇，外贴膏药，但症状改善不明显。腰椎正侧位片示腰椎退行性变，腰椎间关节骨质增生，骨纹理稀疏。骨密度检测示腰椎 $L_1 \sim L_4$ BMD 为 3.31 g/cm^2，Neck 为 2.49 g/cm^2，GT 为 3.22 g/cm^2，风湿三项均正常。现患者腰背冷痛，痛处固定，夜间疼痛明显，四肢冰冷，全身乏力，小便不利，大便溏，食欲不振，舌紫暗，苔白腻，舌下瘀点瘀斑，舌下脉络迂曲，脉细涩。

诊断：西医诊断为骨质疏松症；中医诊断为骨痹，阳虚血瘀证。

治法：西医予阿法骨化醇 0.5 μg qd 改善骨密度、缓解疼痛等对症治疗；中医予通脉温阳灸温补阳气、化瘀通络止痛，每次施灸1.5小时，每周治疗1次，以姜末为隔衬物，同时嘱患者防寒保暖，劳逸结合，适当锻炼，增加蛋白质饮食。

2018年3月5日二诊：患者腰背酸痛明显减轻，四肢冰冷缓解，食欲好转，二便调，但舌仍紫暗。中西医治疗同前。

2018年3月12日三诊：患者腰背部疼痛明显缓解，畏寒症状好转，食欲较佳，二便调，下肢活动自如，舌质紫暗消失，继续以温阳通脉灸巩固治疗2个月，症状消失。1个月后电话随访症状未见复发。

按语: 肾为先天之本,肾阳为元阳,主骨生髓;脾为后天之本,气血化生之源,两者互补互用,肾阳与脾阳激发和推动着人体血液的运行和输布,为人体吸收精微物质提供动力。久病入络,再加上感受寒邪,寒性凝滞,气滞血瘀更甚,阳气亏虚和瘀血的形成加重"骨痹"症状,疼痛不易缓解。骨质疏松症是老年人常见的全身性骨病,以骨量减少、骨组织显微结构退化为主要特征,是导致老年人腰腿疼痛的常见病因之一。本例患者表现腰背酸痛、四肢冰冷、全身乏力,由于腰为肾之府,而肾主骨,因此本病与肾相关,阳气亏虚,腰背四肢失于温煦,则见四肢冰冷、畏寒的症状;脾阳亏虚、湿邪下注又引起食欲不振、下肢沉重、小便不利、大便溏等;久病气虚不能运血,血运不畅,瘀血阻滞经脉,不通故痛,舌紫暗、舌下瘀点瘀斑、舌下脉络迂曲、脉细涩,亦为血脉瘀塞之象。因此,本例患者为脾肾阳虚与瘀血并见之象,因虚致瘀,脾肾阳虚为本,瘀血为标,治以温补阳气、祛瘀通络为主。通脉温阳灸治法具有温补脾肾阳气、活血通络的作用。

第三节　类风湿关节炎

类风湿关节炎(rheumatoid arthritis,RA)是一种以侵蚀性、对称性多关节炎为主要临床表现的慢性全身性自身免疫性疾病。基本病理改变为关节滑膜的慢性炎症、血管翳形成,以及逐渐出现的关节软骨和骨破坏,最终可导致关节畸形和功能丧失。本病可发生于任何年龄,80% 见于 35~50 岁患者,女性是男性的 2~3 倍。

一、中医认识

类风湿关节炎属中医"痹证""尪痹"范畴。本病发病责之于内因、外因,内因有饮食劳倦、久病体虚、气血亏虚而致肌体不荣则痛;

外因有风、寒、湿邪外袭体表经络,痹阻筋骨关节经脉致不通则痛。正如周楣声所言"不通则病,病则不通"。

《素问·痹论》提出风寒湿邪、饮食、居住环境均与痹证的发生相关。《中藏经·论肉痹》云:"肉痹者,饮食不节,膏粱肥美之所为也。"《素问·痹论》又明确指出了五体之痹日久不愈,受风寒湿邪乘虚内侵,可内传所合的五脏,形成五脏之痹,即"风寒湿三气杂至,合而为痹也……五脏皆有合,病久而不去者,内舍于其合也。故骨痹不已,复感于邪,内舍于肾;筋痹不已,复感于邪,内舍于肝;脉痹不已,复感于邪,内舍于心;肌痹不已,复感于邪,内舍于脾;皮痹不已,复感于邪,内舍于肺;所谓痹者,各以其时重感于风寒湿之气也。"《类证治裁·痹证》中认为,痹证的发生以正虚为基础,以外邪侵袭为发病条件,即"正气为邪气所阻,不能宣行,因而留滞,气血凝涩,久而成痹"。

气血亏虚、正气不足是发病的内在因素,外邪乘虚而入。《济生方·痹》云:"皆因体虚,腠理空疏,受风寒湿气而成痹也。"《诸病源候论·风湿痹候》云:"由血气虚,则受风湿,而成此病。"

痹证早期及发作期,邪盛而正气不虚,机体常因风寒湿邪入侵而出现络脉阻滞的表现,多见"不通则痛"的实证;中晚期及缓解期,常因痹证日久不愈,邪入络脉,口服免疫抑制剂及止痛剂等耗伤正气致正气不足、脾胃气血亏虚、肝肾阴虚,进而引起筋骨关节得不到濡养而发生疼痛。气虚不能推动血行,不能运化水湿,则血行瘀滞,"痰湿瘀血阻络,不通则痛",则表现为虚实夹杂之证。

通脉温阳灸治疗类风湿关节炎,针对外邪予祛风散寒,除湿通络;针对正虚予以益肾通督,健脾益气除湿,补益肝肾,强筋骨,活血通络。

周楣声认为,类风湿关节炎"不通则病,病则不通"。患者外感风、寒、湿邪或内生湿邪、寒邪、热邪、瘀血而阻滞络脉。脾主四肢肌肉,肾主骨,脾肾功能失调是内因,亦是类风湿关节炎的核心病机。本病为本虚标实之证,本虚多在气血亏虚,标实则主要责之风、寒、湿、热、痰、瘀。本虚与脾肾亏虚、气血亏虚、肝肾阴虚有关,久病则虚实夹杂并见。

二、诊断依据

《中国类风湿关节炎诊疗指南》(2018 版)明确指出,类风湿关节炎以侵蚀性关节炎为主要临床表现,基本表现为滑膜炎、血管翳形成,逐渐出现关节骨及软骨的损坏,最终导致关节畸形、功能丧失,且并发恶性肿瘤、肺部疾病等。本病发病机制尚不明确,通常认为与性激素、感染及遗传有关。

美国风湿病学会 1987 年修订的分类标准有:

①晨僵(关节或周围晨僵持续至少 1 小时);

②≥3 个关节区的关节炎[医生观察到下列 14 个关节区域(两侧的近端指间关节、掌指关节、腕肘膝踝关节、跖趾关节)中至少 3 个有软组织肿胀或积液];

③手关节炎(腕、掌指或近端指间关节区中至少有 1 个关节区肿胀);

④对称性关节炎(左右两侧关节区同时受累);

⑤类风湿结节;

⑥血清 RF 阳性;

⑦影像学改变(必须包括骨侵蚀或骨质脱钙)。

① ~ ④项病程至少持续 6 周,≥4 项并除外其他关节炎可以诊断 RA。

美国风湿病协会和欧洲抗风湿病联盟 2010 年联合提出的分类标准有:

①关节受累情况:中大关节(1 个计 0 分,2~10 个计 1 分),小关节(1~3 个计 2 分,4~10 个计 3 分),至少 1 个为小关节(>10 个计 5 分);

②血清学指标:RF 和抗 CCP 抗体均阴性(计 0 分),RF 或抗 CCP 抗体低滴度阳性(计 2 分),RF 或抗 CCP 抗体高滴度阳性(计 3 分);

③滑膜炎持续时间：＜6 周(计 0 分)，≥6 周(计 1 分)；

④急性时相反应物：CRP 和 ESR 均正常(计 0 分)，CRP 或 ESR 异常(计 1 分)。累计得分≥6 分即可诊断为 RA。受累关节指关节肿胀疼痛；小关节包括掌指关节、近端指间关节、第 2～5 跖趾关节、腕关节，不包括第一腕掌关节、第一跖趾关节和远端指间关节；大关节指肩、肘、髋、膝、踝关节。

三、治疗原则

痹证初期及发作期，多以外感风、寒、湿邪为主，治以祛风散寒、除湿通络；风寒之邪郁久化热，治以清热除湿通络；病程日久或痹证缓解期，虚实夹杂，且久病入络，可见脾胃虚弱证、肝肾不足证和痰瘀互结证。

1.祛风散寒，除湿通络

根据病邪性质(如风寒湿邪偏胜)将本病分为行痹、痛痹、着痹，如《素问•痹论》所云："其风气胜者为行痹，寒气胜者为痛痹，湿气胜者为着痹也。"风寒湿痹证常表现为四肢关节疼痛较重，晨僵时间较长，关节痛有定处或游走不定，或关节肿大，肤温不高，或关节重着，畏寒无汗，舌红，苔薄白，脉紧或浮紧。治以通脉温阳灸，以祛风散寒、除湿通络。

2.清热除湿，通络止痛

热痹常表现为四肢关节肿大、疼痛，皮温增高，甚至局部灼热红肿，痛不可触，兼发热、口渴、舌红苔黄、脉滑数等。治以通脉温阳灸，以"同气相求"而"引热外出"。

3.健脾祛湿，益气通络

脾胃虚弱者常因脾失健运，气血津液不足，筋脉关节失于濡养而表现为关节疼痛、体倦乏力、腰脊冷痛、多汗懒言、面色少华、舌红、苔薄白、脉沉细。治以通脉温阳灸,可温补脾胃、温阳益气,有助于气血自生,减少痰湿的生成。

湿性重浊黏腻,常客于血脉,着而不去。《灵枢·贼风》云:"有所伤于湿气,藏于血脉之中,分肉之间,久留而不去。"阴湿之邪,外袭易损伤形体,尤其是皮肤、肌肉、筋脉及关节,《素问·阴阳应象大论》记载:"地之湿气,感则害皮肉筋脉。"湿邪是导致患者出现关节肿胀的重要原因。湿性下趋,水湿淫溢,不循常道,流于关节肌肤,可出现肢体麻木重着、关节肿胀等。水湿的生成和运行与上焦肺、中焦脾、下焦肾的关系密切。《景岳全书·肿胀》曰:"盖水为至阴,故其本在肾;水化于气,故其标在肺;水惟畏土,故其制在脾",治当调理肺、脾、肾三脏功能,以通脉温阳灸治疗。

4. 滋补肝肾,祛湿通络

肝肾不足者常因先天禀赋不足或久病伤肾,表现为关节屈伸不利,腰膝酸软,肢体无力或见畸形,或肌肤麻木不仁、畏寒肢冷、舌淡红、苔薄白、脉沉细。《金匮要略》中认为,肝肾亏虚、筋脉骨髓失养是痹病发生的内在病因,"寸口脉沉而弱,沉即主骨,弱即主筋……历节黄汗出,故曰历节"。治以通脉温阳灸,以补益肝肾、祛湿通络,标本同治。肾为先天之本,藏精,主骨,生髓,骨为肾之合。肾精充足,则骨骼充盛、健壮。《素问·六节藏象论》曰:"肾者,主蛰,封藏之本,精之处也,其充在骨。"《医精经义》称:"肾藏精,精生髓,髓生骨,故骨者肾之所主也;髓者,肾精所生,精足则髓足,髓足者则骨强。"由此可见,肾精在骨骼的生长衰老过程中起根本作用,随着肾气的逐渐充盛,骨的功能逐渐强盛。

肾主骨生髓,肾虚导致骨骼的病变。肾虚为本病的根本原因。《素问·长刺节论》曰:"病在骨,骨重不可举,骨髓酸痛,寒气至,名曰骨痹。"华佗在《中藏经·论骨痹》中云:"骨痹者,乃嗜欲不节,伤于肾也。"王肯堂亦指出:"痹病有风、有湿、有寒、有热……皆标也;肾虚,其本也。"

5.祛痰除湿,活血通络

类风湿关节炎患者久病及在疾病终末期,因痰瘀互结,日久不愈,通常可出现肌肉关节刺痛、固定不移、关节皮肤紫暗肿胀、按之发硬或僵硬变形、伴硬结或瘀斑,可见面色暗黑、胸闷痰多、眼睑水肿等、舌质紫暗或有瘀斑、苔白腻、脉弦涩。李中梓在《医宗必读·痹》中提出,痹病"治风先治血,血行风自灭"的治则。

类风湿关节炎患者,外感风、寒、湿之邪,致经脉痹阻,气滞血瘀,经脉不通则痛。久病入络,瘀血内阻,或久病气血亏虚,气虚不能运行血液,瘀血阻络,不通则痛,不荣则痛,故见关节疼痛,痛有定处;因瘀血阻滞引起的还可出现关节僵硬的症状。张景岳云:"凡人之气血,盛则流畅,少则壅滞,故气血不虚不滞,虚则无有不滞者。"叶天士在《临证指南医案》中明确提出,痹证日久,邪留经络,治疗时"须以搜剔动药",借虫蚁搜剔以攻通邪结,进一步完善了痹证瘀血型的治疗方法。

四、医案

案 1 吴某,女,56 岁,2017 年 11 月 12 日就诊。

主诉:四肢多关节肿痛 6 年余,加重 2 周。

现病史:患者 6 年前因在寒冷环境中长时间工作,逐渐出现双手近端指间关节、掌指关节、腕关节肿痛,累及双侧膝关节,晨起上述关节僵硬,持续约 1 小时,活动后缓解。曾于外院确诊为"类风湿关节炎",予"甲氨蝶呤片 10 mg qw 口服",并予塞来昔布等对症治疗。

初诊:2 周前患者因感受风寒,自觉上述症状加重,指关节疼痛难耐,全身乏力,畏寒肢冷,为求进一步诊疗就诊我院。查 CRP 81 mg/L,RF 266IU/mL,ESR 112 mm/h。现患者双手多个近端指间关节、掌指关节肿胀,触痛明显,晨僵约 2 小时,保暖后可稍缓解,伴有肘关节、膝关节酸楚不适,下蹲困难,全身乏力,畏寒肢冷,纳差,大便溏,每日八九次,舌暗红伴舌下瘀斑,苔薄白,脉弦细。

诊断:西医诊断为类风湿关节炎;中医诊断为尪痹,寒湿阻络证。

治法:西医予甲氨蝶呤片 10 mg qw 口服;中医予通脉温阳灸以散寒除湿,温补阳气,每次施灸 2 小时,每周治疗 1 次。

2017 年 11 月 19 日二诊:患者乏力、畏寒症状减轻,肘膝关节酸楚感好转,饮食增加,大便稀,仍感掌指、近端指间关节疼痛,晨起明显,晨僵稍有改善,仍以通脉温阳灸治疗,每周 1 次,每次 2 小时。

2017 年 11 月 26 日三诊:手指关节肿胀稍有消退,手关节疼痛改善,阴天时膝肩关节仍有酸楚感,晨僵减轻,大便成型,胃纳可,予以通脉温阳灸治疗。

2017 年 12 月 3 日四诊:手指关节疼痛肿胀明显消退,肩膝关节酸楚消失,腰酸乏力感改善,腹胀缓解,大便每日 3～4 次,成型。

2017 年 12 月 31 日五诊:双手指间、掌指关节无肿胀,压痛明显好转,晨僵基本消失,腹胀不明显,稍有口干,胃纳佳,大便每日 1 次,仍予通脉温阳灸治疗。3 个月后复查 CRP 13 mg/L,RF 36 IU/mL,ESR 17 mm/h,病情稳定。

按语:本例患者系老年女性,久病体虚,脾肾阳虚,温煦失职,又感受寒湿之邪,痹阻于肢体经络关节,筋脉不通,故见关节疼痛,得温痛减,遇寒加重;湿性重浊,日久不愈,留滞关节,故见关节肿胀;寒湿为阴邪,易伤阳气,阳伤则脾胃运化无力,故见乏力、纳差、便溏;湿邪作祟,病情迁延难愈,故症状反复发作。初诊时见脾肾阳虚,寒湿阻络征象明显,故以通脉温阳灸温补脾肾,散寒除湿止痛,使标本兼治,故二诊时症状有所好转,但由于病程日久,患者素体阳气亏虚,关节仍有疼痛,故二诊仍予通脉温阳灸祛风通络、温阳定痛;三诊时患者关节疼痛肿胀感好转,但仍有晨僵表现,予通脉温阳灸治疗以温肾健脾、通络止痛;四诊时病情明显好转,予通脉温阳灸继续巩固治疗,患者现已肝肾脾胃阳气充足,但湿邪仍留恋体内,故见腹胀;五诊时稍有热象,但考虑患者为久虚之体,故继续予通脉温阳灸治疗。纵观整个诊治过程,通脉温阳灸治疗始终以祛湿通络为基础,以温补脾肾为本来散寒除湿止痛,最终取得了良好的临床疗效。

案 2 张某,女,61 岁,2019 年 12 月 16 日初诊。

主诉:双手关节疼痛反复发作 2 年。

现病史:患者 2 年前无明显原因下出现双手多关节疼痛,酸胀不适,逐渐出现关节肿胀和晨僵,外院系统检查后诊断为"类风湿关节炎",予激素和白芍总苷(具体剂量不详)治疗后病情缓解,长期以泼尼松 5 mg qd 维持,后患者因出现"满月脸"而自行停药。为求进一步诊治就诊我院。

初诊:患者双手指间关节、腕关节疼痛,畏寒怕风,稍遇天气变化即疼痛加重,胃胀泛酸,纳差,舌暗淡,苔薄白,脉迟细。查体:双手指间关节、腕关节肿胀,部分呈鹅颈样,触痛明显,活动受限。查血沉 55 mm/h,RF 阳性。

诊断:西医诊断为类风湿关节炎;中医诊断为尪痹,风寒湿痹证。

治法:西医予甲氨蝶呤片 5 mg qw,口服;中医予通脉温阳灸以温阳补肾、益气健脾、疏通经络;每次施灸 1.5 小时,每周治疗 1 次,以姜末为隔衬物。嘱患者防寒保暖,劳逸结合,适当进行关节锻炼。

2019 年 12 月 23 日二诊:患者双手关节疼痛好转,但遇天气变化仍疼痛加重,舌淡暗,苔白,脉迟细涩。查体:双手指间关节、腕关节肿胀变形,触痛好转,活动受限。查血沉 35 mm/h。中西医治疗同前。

2019 年 12 月 30 日三诊:患者腕关节、指间关节疼痛明显好转,舌淡暗,苔白,脉迟细。查血沉 15 mm/h。又继续按原方案治疗 3 次,能维持关节不疼痛,血沉正常水平。后电话随访症状无加重。

按语:本例患者因先天禀赋不足(阳虚体质),又感受风寒湿邪侵犯筋骨关节,致筋脉闭阻,不通则痛,发为本病。痹证多由人体卫气营血功能失常,或气血亏损,腠理疏松,而致风寒湿邪乘虚入侵,闭塞经络,深入关节骨骼,日久而成。《素问·刺法论》曰:"正气存内,邪不可干。"《素问·评热病论篇三十三》曰:"邪之所凑,其气必虚。"痹证多由体内正气不足,气血亏虚引起。其发生有两个必备条件:正气不足和感受外邪。正气不足包括多方面,如肝脾肾脏腑亏虚导致气血亏虚、营卫失调等。对于正气不足,患者要特别强调卫气营血的重要性,这是因为血虚易生风,进而内外相引而发病。痹证感受外邪以风邪为首,李中梓在《医宗必读·痹》中提出,治疗痹证,应遵循"治风先治血,血行风自灭"的治则。本例中,通脉温阳灸可祛风行血,温阳散寒,实现标本兼治。

案 3 冯某,女,64 岁,2020 年 6 月 22 日初诊。

主诉:全身多处关节疼痛 10 余年,加重 1 日。

现病史:患者近 10 年来反复发作大小关节肿胀疼痛,初时掌指、指间多个小关节疼痛,近年来累及腕、踝、膝、肩和肘关节,活动不利,晨起大小关节有明显僵硬感,经检查诊断为"类风湿关节炎",曾于多家医院治疗,症状时轻时重。后因行走较远路程,自觉左膝关节疼痛剧烈,关节僵硬,晨起明显,行走受限,为求进一步诊治就诊我院。

初诊:患者指、掌、腕、踝、膝、肩和肘关节多关节疼痛,行走困难,腰膝酸软,肢体麻木不仁,食欲不振,睡眠可,二便调。查体:双手多个掌指和指间关节变形、肿胀,双腕、肩、膝和踝关节压痛(+),左膝关节肿胀明显,触痛,舌紫暗,苔白腻,脉弦涩。查血沉 83 mm/h,类风湿因子(+)。

诊断:西医诊断为类风湿关节炎;中医诊断为尪痹,痰瘀互结证。

治法:西医予甲氨蝶呤片 5 mg qw 口服;中医予通脉温阳灸以温补脾肾、化痰祛瘀、疏通经络,每次施灸 2 小时,每周治疗 1 次,以姜末为隔衬物。嘱患者防寒保暖,劳逸结合,适当进行关节锻炼。

2020 年 6 月 29 日二诊:诸关节疼痛明显缓解,仍有肿胀、变形,腰膝酸软,食欲改善,睡眠尚可,二便调,舌紫暗,苔白腻,脉沉细。

2020 年 7 月 6 日三诊:诸关节疼痛较前好转,左膝关节肿胀消退,双手多个掌指和指间关节晨僵症状有所缓解,腰膝酸软好转,舌淡紫,苔白厚,脉沉弦。上法继续治疗 4 次,患者诉诸关节无明显压痛,左膝关节无肿胀;复查血沉 15 mm/h,类风湿因子(+)。半年后随访患者诉关节疼痛未再复发,关节畸形也未加重。

按语:本例患者年逾六旬,平素体虚,正气不足,卫外不固,易感受风寒湿邪,感邪后气血闭阻不通,不通则痛;且病程长,病情反复不愈,可致痰浊凝聚、瘀血内生,痰瘀痹阻关节致关节僵硬变形。脉证合参,中医诊断为尪痹,痰瘀互结证。痹证内因肝肾亏虚,外因感受风寒湿邪而致。随着病情进展,外邪深入关节筋骨,血滞成瘀,湿聚成痰,痰瘀互结,筋骨受损,耗及肝肾,致筋脉拘挛,关节僵硬、强直、变形,致残率高。营卫不和则生寒热,津液遇寒则凝聚成痰,痰瘀互阻,留滞关节经络,最终导致关节疼痛肿胀,发生功能障碍。本例患者久痹则肝肾不足,气血更虚,故治疗上必须重视补益肝肾,虽不治痹而痹亦能自愈。研究表明,骨侵蚀贯穿于类风湿关节炎的全部病程,骨侵蚀在早期活动性类风湿关节炎患者中表现迅速,现代研究认为疾病活动度的升高是导致骨侵蚀的重要原因。中医认为,肾虚贯穿于类风湿关节炎的始终,补肾法可参与骨代谢,在抑制免疫功能及骨质破坏方面可发挥重要作用。中医上的肾阳与西医上的肾上腺有相似的功能,研究发现下丘脑-垂体-肾上腺轴功能降低的患者均存在不同程度的肾阳虚证候,通过温补肾阳能有效改善下丘脑-垂体-肾上腺轴功能。因此,通脉温阳灸治疗类风湿关节炎有助于增强患者肾上腺功能,这一点对于调节机体免疫功能平衡具有重要的意义。

第四节 强直性脊柱炎

强直性脊柱炎(osteoporosis,OP)是一种以侵犯骶髂关节、脊柱骨突、脊柱旁软组织和外周关节并可伴发关节外表现的慢性进行性炎性疾病,严重者可发生脊柱畸形和关节强直,是常见的骨科退行性病变之一。强直性脊柱炎是现代医学疾病病名,在古代医籍中并没有此病名,与之相似的疾病有"大偻""脊强""龟背风""骨痹""肾痹""顽痹""足跟痛"等。《素问•痹论》云:"骨痹不已,复感于邪,内舍于肾……肾痹者,善胀,民以代通,脊以代头。"1997年中国国家标准《中医病证治法术语》将其归属于"脊痹",定义为:以腰脊疼痛,两胯活动受限,严重者脊柱弯曲、变形,甚至强直、僵硬;或背部酸痛、肌肉僵硬伴沉重感,阴雨天以及劳累后加剧的一类病。常见临床表现有颈项痛、腰痛、颈腰部活动不利、骶髂关节疼痛、脊背疼痛及僵直、足跟痛,甚则颈、腰、背强直,头颈、腰部不能弯曲、转侧。本病多与肾相关。

一、中医认识

本病病因病机多以肾和督脉立论,临证医家多认为若肾与督脉阳气亏虚,则阴寒内生,加之感受外邪,内外合邪发为本病,本病的发病机制为"阳气……不得开阖,寒气从之"。

外感六淫侵袭肌表,留滞经络,发为痹病。外邪是致病的外因,《素问•痹论》曰:"风寒湿三气杂至,合而为痹也。"邪气性质不同,侵袭人体部位各异,《金匮要略•脏腑经络先后病脉证第一》中说:"清邪居上,浊邪居下,大邪中表,小邪中里,谷饪之邪,从口入者,宿食也。五邪中人,各有法度,风中于前,寒中于暮,湿伤于下,雾伤于上,风令脉浮,寒令脉急,雾伤皮腠,湿流关节,食伤脾胃,极寒伤经,极热伤络。"《素问·太阴阳明论》中所说:"阳受风气,阴受湿气,伤于风者,上先受之,伤于湿者,下先受之。"

肾为水火之脏,内育真阴、真阳,主骨生髓,髓居脊内。脑为髓海,肾经贯脊属肾,肾之功能正常则脊、髓、骨的功能正常,如《素问·生气通天论》所说:"阳气者,精则养神……寒气从之,乃生大偻"。又如《诸病源候论》说:"肝主筋而藏血,血为阴,气为阳……冷则挛急,故令背偻。"《素问·脉要精微论》云:"腰为肾之府。"《诸病源候论·腰痛不得俯仰候》云:"肾主腰脚,而在三阳、十二经、八脉,有贯肾络于腰脊者……又为风冷所侵,血气搏击,故腰痛也。阳病者不能俯,阴病者不能仰,阴阳俱受邪气者,故令腰痛不能俯仰。"

督脉为阳气之海,都统一身之阳;腰为肾之府,与足太阳膀胱经相表里,所以肾督两虚,阳气不足,阴寒内生;外感寒邪乘虚入侵,内外合邪,深入肾和督脉,乃生大偻。焦树德教授认为,肾和督脉阳虚是本病的内因,寒邪入侵是外因,内外合邪,则阳气不得化,寒邪内盛,故影响筋骨的荣养润泽,导致脊柱伛偻,形成大偻之病。《素问·骨空论》中记载有督脉病变时脊柱的表现,即"督脉为病,脊强反折"。

外感湿热或寒湿化热,湿热之邪浸淫人体而致发病;久病入络,瘀血阻滞经络,可致气血津液运行不畅,故筋骨失养、痹阻不通是导致本病的基本病理因素。

二、西医认识

强直性脊柱炎是一种侵犯中轴关节和肌腱韧带附着点的慢性炎症性疾病,主要累及骶髂关节和脊柱,后期致残率较高,严重影响患者的生活质量。强直性脊柱炎的发病病因目前尚未明确,根据流行病学调查研究发现,基因以及环境因素在本病的发病过程中发挥了极其重要的作用,现已证实强直性脊柱炎的发病与 HLA-B27 密切相关,有明显的家族发病倾向;此外,本病还与感染、免疫、内分泌代谢障碍、潮湿、寒冷等因素相关。

三、诊断依据

强直性脊柱炎的诊断必须基于症状、体征、影像学表现和实验室检查结果。目前,早期诊断比较困难,中晚期因临床表现较典型,不存在确诊困难。

(1)2010年中华医学会风湿病学分会颁布《强直性脊柱炎诊断及治疗指南》诊断要点:

临床诊断线索:对本病诊断的主要线索基于患者的症状、体征、关节外表现和家族史。本病最常见的和体征性的早期主诉为下腰背晨僵和疼痛。腰背痛是普通人群极为常见的一种症状,其中大多数人表现为机械性非炎性背痛,但本病的腰背痛为炎性疼痛。2009年国际AS评估工作组炎性背痛专家推荐诊断炎性标准为:

①发病年龄小于40岁;

②隐匿起病;

③症状活动后好转;

④休息时加重;

⑤夜间痛(起床后好转)。

符合上述5项指标中的4项,才能诊断为AS炎性背痛。

体格检查:骶髂关节和椎旁肌肉压痛为本病早期的阳性体征。随着病情进展可见腰椎前凸变平,脊柱各个方向活动受限,胸廓扩展范围缩小,颈椎后突。以下几种方法可用于检查骶髂关节压痛或脊柱病变进展情况,即枕壁试验:健康人在立正姿势下,双足紧贴墙根时,后枕部应贴近墙壁而无间隙。颈僵直和/或胸椎段畸形后凸者该间隙可增大至几厘米以上,致使枕部不能贴壁。胸廓扩展:在第4肋间隙水平测量深吸气和深呼气时胸廓扩展范围,两者之差的正常值不小于2.5 cm,而肋骨和脊柱广泛受累者则胸廓扩展减少。Schober试验:于双髂后上棘连线中点上方垂直距离10 cm处作出标记,然后嘱患者弯腰(保持双膝直立位)测量脊柱最大前屈度,正常移动增加距离在 5 cm 以上,脊柱受累者则增加距离<4 cm。骨盆按压:患者侧卧,从另一侧按压骨盆可引起骶髂关节疼痛。Patrick 试验(下肢"4"字试验):患者仰卧,一侧膝屈曲并将足跟放置对侧伸直的膝上。检查者用一只手下压屈曲的膝(此时髋关节在屈曲、外展和外旋位),并用另一只手压对侧骨盆,可引起对侧骶髂关节疼痛则视为阳性。有膝或髋关节病变者也不能完成"4"字试验。

影像学检查:X 线变化具有确诊意义。强直性脊柱炎最早的变化发生在骶髂关节。X 线片显示骶髂关节软骨下缘模糊,骨质糜烂,关节间隙模糊,骨密度增高及关节融合。通常按 X 线片骶髂关节炎的病变程度分为 5 级:0 级,正常;I 级,可疑;II 级,有轻度骶髂关节炎;III 级,有中度骶髂关节炎;IV 级,关节融合强直。本病脊柱的 X 线片表现有椎体骨质疏松和方形变;椎小关节模糊,椎旁韧带钙化以及骨桥形成。晚期可见广泛而严重的骨化性骨桥表现称为"竹节样脊柱"。耻骨联合、坐骨结节和肌腱附着点(如跟骨)的骨质糜烂,伴邻近骨质的反应性硬化及绒毛状改变,可出现新骨形成。对临床早期或可疑病例,可选择 CT 或磁共振成像检查,由于 CT 的辐射较普通 X 线大,故应将其仅作为诊断使用,不应反复检查。

实验室检查:活动期可见红细胞沉降增快,C 反应蛋白增高,轻度贫血,免疫球蛋白轻度升高。类风湿因子多为阴性,但其阳性并不排除 AS 的诊断。虽然 AS 患者 HLA-27 阳性率达 90% 左右,但无诊断特异性,因为健康人也有阳性。HLA-27 阴性患者若临床表现和影像学检查符合诊断标准,也不能排除 AS 可能。

(2)1984 年修订的 AS 纽约标准:

①下腰背痛持续至少 3 个月,疼痛随活动改善,但休息不减轻;

②腰椎在前后和侧屈方向活动受限;

③胸廓扩展范围小于同年龄和同性别的正常值;

④双侧骶髂关节炎 II～IV 级,或单侧骶髂关节炎 III～IV 级。如患者具备④并分别附加①～③条中的任何 1 条,即可确诊为 AS。

(3)欧洲脊柱关节病研究组诊断标准:炎性脊柱痛或非对称性以下肢关节为主的滑膜炎,并附加以下任何一项:

①阳性家族史;

②银屑病;

③炎性肠炎;

④关节炎前1个月内有尿道炎、宫颈炎或急性腹泻;

⑤臀部痛(左右臀区交替痛);

⑥肌腱端病;

⑦骶髂关节炎。

符合者可列入诊断和治疗,并随访观察,诊断为 AS 的灵敏度为78.4%,特异度为89.6%。

(4)2009 年 AS 推荐的中轴型患者分类标准:起病年龄<45 岁和腰背痛≥3 个月的患者,加上符合下述中 1 种标准:

①影像学提示骶髂关节炎加上≥1 个下述的 SpA 特征;

②HLA-B27 阳性加上≥2 个下述的其他 SpA 特征。

其中影像学提示骶髂关节炎指的是 MRI 提示骶髂关节活动性(急性)炎症,高度提示与 SpA 相关的骶髂关节炎或有明确的骶髂关节炎影像学改变(根据 1984 年修订的纽约标准)。

脊柱关节病特征包括:炎性背痛,关节炎,起止点炎(跟腱),眼葡萄膜炎,指(趾)炎,银屑病,克罗恩病,溃疡性结肠炎,对非留体抗炎药(NSAIDs)反应良好,SpA 家族史,HLA-B27 阳性,CRP升高。

四、治疗原则

1. 从脏腑论治

强直性脊柱炎的发病与肝肾脾脏的关系甚为密切。本病病位主要在脊柱,督脉行于脊柱正中。肝主筋,肾主骨,督脉主一身之阳,风寒之邪外袭,经络痹阻不通,筋脉挛急,屈伸不利,则脊柱运动受限,不通则痛。脾胃为后天之本、气血生化之源,筋、脉、骨髓的充盈有赖于水谷精微的输布并得其滋养和充盈。若脾胃失于健运,不能运化水湿,从而湿聚为痰,痰湿内生,与外湿合邪,阻于筋骨经脉而发为本病。

2.从肾和督脉论治

肾主骨,生髓,藏精,足少阴肾经贯脊属肾,络膀胱。肾之功能正常,则骨能够正常生长、发育强健。《素问·六节藏象论》云:"肾者,主蛰,封藏之本,精之处也。"《素问·解精微论》记载:"髓者,骨之充也。"肾精充盈,则精生髓,髓生骨,则骨骼生长、发育强健;肾精亏虚不足,则肾精骨髓亏空,化生无源,骨失其所养而好发为骨病。

督脉为"阳脉之海",总督一身阳经之气。督脉行走于头、项、背、腰、骶部正中,正如《灵枢·营气》曰:"上额,循巅,下项中,循脊,入骶,是督脉也"。督脉所联系的脏器要以肾、脑、脊髓为主,且督脉的循行贯穿于整个脊柱,络于肾脏,在生理上、病理上与肾的关系密切。

正因为肾和督脉与脊柱在生理上有诸多密切联系,病理上亦相互影响,故强直性脊柱炎多从肾和督脉论治。通脉温阳灸治疗部位主要在大椎至腰俞之间的督脉循行之处,膀胱经的第一、第二侧线循行于督脉两侧,故通脉温阳灸具有温补肾阳、通调督脉的作用。

五、医案

案1 周某,男,29岁,2018年6月5日初诊。

主诉:腰骶部痛5年,加重1个月。

现病史:患者5年前无明显原因下出现腰骶部痛,呈酸痛感,晨起明显,活动尚可,在外院查HLA-B27阳性,双侧骶髂关节CT示髂骨侧关节面模糊,局灶性骨质疏松,软骨下骨质轻度糜烂,关节间隙及韧带关节正常,当时诊断为"强直性脊柱炎",予柳氮磺胺吡啶、来氟米特口服治疗。

初诊：现患者疼痛有所缓解,但仍有腰骶部疼痛,活动受限,夜间翻身困难,晨起僵硬,持续时间约 1 小时,颈项左右转侧不灵,伴有头晕耳鸣、腰膝酸软、体倦乏力、二便调,舌淡暗,苔薄白,脉沉细涩。查体:面色晦暗,唇舌紫暗,腰椎居中,腰部肌紧张,腰椎活动受限:前屈 10°,侧弯 10°,左右旋转 30°。

诊断：西医诊断为强直性脊柱炎;中医诊断为大偻,肾督亏虚证。

治法：西医予塞来昔布 200 mg qd 缓解疼痛治疗;中医予通脉温阳灸温通督脉、培补肾阳、化痰祛瘀通络。

操作方法：患者俯卧位,将通脉温阳灸治疗器置于背腰骶部,将准备好的生姜放于治疗器内,姜泥厚度约 2.5 cm,再将大艾炷平放于生姜上,全部点燃艾炷,期间更换 2 次艾炷,每周 1 次。

2018 年 6 月 12 日二诊：患者诉颈项、腰骶部疼痛减轻,腰椎活动范围改善,晨僵缓解,头晕耳鸣、腰膝酸软、体倦乏力等不适缓解,舌暗淡,苔薄白,脉沉。中西医治疗同前。

2018 年 6 月 19 日三诊：患者自觉晨僵及颈项、腰骶部疼痛明显减轻,活动受限好转,体倦乏力改善,舌暗淡,苔薄白,脉沉细。又经 4 次治疗,颈项、腰骶部疼痛及晨僵明显好转,受寒或天气变化时上述症状程度较前明显减轻,腰椎、颈椎活动好转,舌暗淡,苔薄白,脉沉细。中西医治疗同前,予以巩固。

按语：本例患者因先天禀赋不足,督脉空虚,肾精不足,筋骨失养而致腰骶疼痛。病程日久,脾胃运化不足,痰湿内生;加之正气亏虚,瘀血内生,痰瘀痹阻经络,则缠绵难愈。强直性脊柱炎多见于青年男性,发病缓慢,早期无明显症状,部分患者伴关节外系统病变。中医认为,外邪入侵、脾虚痰凝、肾精亏虚、瘀血阻络均是大偻的发病原因。腰背骶部中间是督脉,两侧是膀胱经,膀胱经的病变也可引起项、脊、腰部的功能障碍,《灵枢·经脉》曰:"是动则病冲头痛,目似脱,项如拔,脊痛,腰似折,髀不可以曲,腘如结,踹(腨)如裂,是为踝厥。"本病多因先天禀赋不足,督脉空虚而致。大偻为本虚标实之证,肾督亏虚为本,风寒湿痹阻滞经脉为标。治疗以扶正祛邪为大法。本例患者督肾亏虚,又寒湿痹阻致络脉不通,故治疗以通督补肾、散寒除湿通络为法。通脉温阳灸温通督脉及膀胱经,艾灸热力由浅入深,随经络到达病变部位,能起到强壮真元、祛邪扶正的作用,从而鼓动气血流畅,则顽疾自愈。

案 2 胡某,男,30 岁,2018 年 6 月 20 日初诊。

主诉:腰骶部疼痛反复发作 10 年。

现病史:患者 10 年前出现腰骶部疼痛,僵硬,弯腰转腰受限,活动后疼痛减轻,每于气候变化时加重,在外院查 HLA-B27 阳性,骶髂关节平片示骶髂关节破坏,西医诊断为"强直性脊柱炎",予免疫调节剂、消炎止痛药治疗后疗效不显,逐渐加重。

初诊:现患者腰骶部疼痛,活动受限,得温痛减,晨僵,畏寒肢冷,肢体酸楚、重着,纳食、睡眠一般,二便调,舌暗淡,苔薄白,脉沉弦。骶髂关节 CT 示关节面模糊,局限性骨质疏松和硬化,软骨下骨质侵蚀破坏,关节间隙基本正常,韧带关节局部糜烂。查体:腰椎居中,腰部僵硬,腰椎前屈 20°,侧弯 0°,左右旋转 30°。

诊断:西医诊断为强直性脊柱炎;中医诊断为大偻,阳虚寒凝证。

治法:西医予塞来昔布 200 mg qd 缓解疼痛治疗;中医予通脉温阳灸温经散寒,通络止痛。每次施灸 2 小时,每周治疗 1 次,以姜末为隔衬物。嘱患者防寒保暖,劳逸结合,适当进行关节锻炼。

2018 年 6 月 27 日二诊:患者腰骶部疼痛明显减轻,受寒或天气变化时稍有加重,活动范围缩小,舌暗淡,苔薄白,脉沉细。查体:腰椎居中,腰部稍僵硬,腰椎前屈 30°,侧弯 10°,左右旋转 30°。中西医治疗同前。

2018 年 7 月 4 日三诊:患者晨僵、腰骶部疼痛消失,活动受限好转,受寒或天气变化时无明显疼痛加重,仅感腰骶部酸胀不适,体倦乏力,舌暗淡,苔薄白腻,脉沉细滑。查体:腰椎居中,腰部稍僵硬,腰椎前屈 30°,侧弯 10°,左右旋转 30°。患者又经 2 个月巩固治疗,腰部疼痛基本消失。随访无加重。中西医治疗同前,予以巩固。

按语:强直性脊柱炎是以中枢性关节僵硬、腰骶疼痛逐渐发展为脊柱僵硬的一组病证,疾病后期可致患者丧失劳动和生活自理能力,有一定的致残性。本病属中医痹证范畴,《黄帝内经》曰:"骨痹不已,复感于邪,内舍于肾。"本例患者素体肾精亏虚,复感风、寒、湿、热、瘀血等邪气侵袭人体、痹阻经脉而致病,故可见全身各处疼痛、活动屈伸不利等,若邪气阻滞于关节则可见关节肿胀、疼痛,故治以补肾滋阴、养血柔肝、填髓壮骨、祛除外邪。早期以全身症状表现最明显,血液中的炎性反应物质(ESR、CRP)较高时,当以祛邪为主,兼以治本。在疾病稳定期,以腰部僵硬为典型表现,治以补益肝肾。强直性脊柱炎治疗应从肾论治,标本兼治,总体大法为"补益肝肾、强筋健骨、祛风散寒、通络止痛"。

案 3 王某,男,25 岁,2018 年 7 月 3 日初诊。

主诉:腰部及髋部反复疼痛伴活动受限 3 个月,加重 3 日。

现病史:患者 3 个月前活动后自觉腰部疼痛,予中医诊疗,3 日后又觉左侧髋部疼痛伴活动受限,渐加重,在外院用药后好转,但左膝仍有疼痛、肿胀,后出现右髋疼痛。

初诊:3 日前患者右髋疼痛加重,活动受限,晨起腰髋关节僵硬,面色淡白,畏寒,纳呆,睡眠可,小便调,大便溏,舌淡胖,苔白,脉沉细。查体:脊柱活动正常,右侧髋关节活动受限,左侧膝关节肿胀,双侧骶髂关节压痛,双侧"4"字试验阳性。骶髂关节 CT 示关节面模糊,局限性骨质疏松和硬化,软骨下骨质侵蚀破坏,关节间隙模糊,韧带关节局部糜烂。

诊断:西医诊断为强直性脊柱炎;中医诊断为大偻,脾肾阳虚证。

治法:西医予美洛昔康 7.5 mg qd 和柳氮磺吡啶 1 g bid 抗风湿、

缓解疼痛等对症治疗;中医予通脉温阳灸温补脾肾,通经止痛。每次施灸 2 小时,每周治疗 1 次,以姜末为隔衬物。嘱患者防寒保暖,劳逸结合,并进行适当功能锻炼。

2018 年 7 月 10 日二诊:患者腰部和髋部疼痛明显减轻,晨僵减轻,纳呆,怕冷,睡眠有改善,二便调,舌淡红,苔白,脉沉细。中西医治疗同前。

2018 年 7 月 17 日三诊:患者上述症状均明显减轻,腰骶部疼痛不显,无畏寒,纳眠尚可,舌淡红,苔薄白,脉沉细。中西医治疗同前,予以巩固。

2018 年 7 月 24 日四诊:患者仅劳累时腰部和髋关节稍有疼痛,余症不显。

按语:肾主骨,肾精亏虚,骨骼不得滋养,脾肾阳虚,督脉失温,加之外邪乘虚而入而痹阻筋骨关节。大偻的发病和人体与先天禀赋不足密切相关,因虚致脏腑功能失调,使有形之邪内生,或因虚感受外邪,发病后因正气无力驱邪外出而致邪滞留,明代张介宾在《类经》中说:"骨痹者,病在阴分也,真阴不足则邪气得留于其间,至虚之处,乃是留邪之所。"陈士铎在《石室秘录》中说:"脊背骨痛者以肾阴亏竭,不能上润于脑,河车之路干涩而难行,故而作痛,肾精不足,气血必虚,不荣则痛。"脊柱为病,首当责之在督脉,督脉为奇经八脉之一,行于脊背正中,总督一身阳气,腰背强痛,不能俯仰,均为督脉为病的特征。本例患者为强直性脊柱炎急性发作,辨证属脾肾阳虚,督脉失养,故以通脉温阳灸温补脾肾,壮阳通络。

案 4 毕某,男性,22 岁,2019 年 7 月 9 日初诊。
主诉:右髋及右下肢疼痛 15 年,腰痛 1 年。
现病史:15 年前患者出现右足跟疼痛,逐渐延及右下肢及右髋部疼痛,1 年前出现腰痛,一直不能明确诊断。半年前于外院诊断为

"强直性脊柱炎",予来氟米特、柳氮磺胺吡啶、甲氨蝶呤治疗,症状略有缓解,但仍有胃脘不适、恶心呕吐、食欲不振,为求进一步治疗就诊我院。

初诊: 患者右髋关节疼痛时作,需拄拐,口不干,纳差,二便调,舌淡红,苔白微腻,舌下瘀斑,舌下脉络迂曲,脉滑。髋关节 CT 示双侧股骨头密度欠均匀,右侧间隙狭窄。

诊断: 西医诊断为强直性脊柱炎;中医诊断为大偻,脾虚湿阻证。

治法: 西医予双氯芬酸 75 mg qd 和甲氨蝶呤 2.5 mg qw 等抗炎、抗风湿、缓解疼痛对症处理;中医予通脉温阳灸温补脾肾,祛湿通络止痛。每次施灸 2 小时,每周治疗 1 次,以姜末为隔衬物。嘱患者防寒保暖,劳逸结合,并进行适当功能锻炼。

2019 年 7 月 16 日二诊: 右髋关节疼痛症状好转,食欲尚可,舌略暗伴舌下瘀斑,舌下脉络迂曲,苔薄,脉滑。中西医治疗同前。

2019 年 7 月 23 日三诊: 现已脱拐行走,疼痛明显减轻,腰骶仍有酸楚,晨起明显,久坐后腰部僵硬,舌暗淡伴舌下瘀斑、舌下脉络迂曲,苔薄白,脉沉细。继续治疗 2 周,上述症状明显好转。2 个月后回访无加重。中西医治疗同前,予以巩固。

按语: 患者以右髋关节疼痛为主要症状,晨僵感不明显,无外周关节肿痛症状,舌淡红,苔薄白,脉滑。辨证为肾虚,又外感风寒湿邪侵袭而致病。患者右髋关节疼痛,即为外邪乘虚侵袭人体、气血阻于腰胯处而致,治疗以健脾补肾为主;又因瘀血贯穿疾病的全过程,且髋关节周围和关节内有韧带附着,存在附着点炎症,故辅以活血通络法;既往曾有饮食不节,故损伤脾胃。脾虚不能运化水湿,湿邪内生,湿性黏滞,故症状缠绵难愈。

第五节　痛风性关节炎

　　痛风性关节炎是指人体血液和体液中尿酸增高,尿酸盐沉积在关节囊、滑囊、软骨、骨质和其他组织中而引起病损及炎性反应的疾病。本病多有遗传因素,好发于40岁以上男性,症状多见于第一跖趾关节,也可发生于其他较大关节,尤其是踝部与足部关节。

　　痛风性关节炎属中医"痹证"范畴。急性痛风性关节炎主要以关节疼痛为主,且夜间疼痛更甚,疼痛剧烈,属"痛痹"。《丹溪心法·痛风》一书中指出:"四肢百节走痛是也……昼静夜剧,如虎啮之状。"《黄帝内经》言:"所谓痹者……重感于风寒湿之气也",强调外感"风寒湿邪"合而为痹。清代医家林佩琴在《类证治裁》中曰:"痛风,痛痹之一症也……初因风寒湿郁痹阴分……至夜更剧。"清代喻昌在《医门法律》中曰:"痛风……实即痛痹也。"

一、中医认识

　　由于患者平素过食膏粱厚味,以致湿热内蕴,或风寒湿邪外袭经络,寒邪郁久化热,湿热凝炼生痰,阻滞气血,痹阻经络而见局部红肿热痛;若风邪偏盛,因风性善行而数变,故见痛无定处,历节游走不定;肾主骨,久病伤肾,致骨骼肢节失养,故见肢体关节畸形、僵硬,甚则溃烂。

　　早在梁代陶弘景的《名医别录》中即有"痛风"病名的记载,书中记载:"独活,微温,无毒。主治诸贼风,百节痛风无久新者"。明代张景岳在《景岳全书·脚气》中提出:"外是阴寒水湿,今湿邪袭人皮肉筋脉;内由平素肥甘过度,湿壅下焦;寒与湿邪相结,郁而化热,停留肌肤……病变部位红肿潮热,久则骨蚀。"朱丹溪在《格致余论·痛风论》提出:"痛风者,大率因血受热已自沸腾,其后或涉水或立湿地,或扇风取凉,或卧地当风,寒凉外搏,热血得寒,汗浊凝滞,所以作痛,夜则痛甚,行于阴也。"

1. 湿邪内盛,留滞关节

本病多与患者体质和平素饮食偏好相关。湿浊既是病理产物,又是致病因素。由于湿性黏滞固着,不易速去,日久成浊,留滞于关节经络。《素问·太阴阳明论》云:"伤于湿者,下先受之。"因此,患者以足部肿痛就诊。患者多痰湿,此为发病的体质因素,患者素体脾虚湿盛,又过食肥甘厚味,使脾之运化、输布津液的功能受阻,湿浊内蕴,日久化热,导致湿热互结,热从毒化,毒邪浸淫,久病入络,气血不畅,毒瘀互结,经脉痹阻,不通则痛。宋代《仁斋直指方》中记载:"肥人气虚生寒,寒生湿,湿生痰……故肥人多寒湿。"湿邪郁久化热,或热毒浸淫,阻遏气血,致关节局部红肿发热,甚至肿胀变形、屈伸不利。疾病初起,湿浊、热毒阻滞经脉,病程日久病邪入络,致气血瘀阻不通,筋脉痹阻,不通则痛,故见本病急性发作。

2. 脾肾虚弱,痰瘀滞络

患者平素嗜食膏粱厚味,或饮酒或劳欲过度,损伤脾肾,内生痰湿,阻滞经络而发病。脾失健运则升清降浊无权,肾失气化则分清泌浊失司,人体水液不能正常运化,导致痰浊热毒内生,阻于骨骼、经络、关节,血行不畅,滞而为瘀,痰瘀互结。《寿世保元》言:"夫痛风者,皆因气体虚弱,调理失宜,受风寒暑湿之毒,而四肢之内,肉色不变……"

二、西医认识

中华医学会风湿病学分会制订的《2016年中国痛风临床诊治指南》中认为,痛风是一类因单钠尿酸盐沉积在关节附近而引起晶体沉积的疾病,与人体内的嘌呤代谢异常、尿酸排泄功能低下造成的高尿酸血症关系密切。

痛风性关节炎致病原因主要为尿酸盐晶体沉积在滑膜、软骨和受病关节周围,主要为尿酸代谢失常以及嘌呤分泌紊乱造成的。痛风性急性关节炎具有病情缠绵、反复发作、后期可出现关节结构改变的特点,最终导致慢性间质性肾炎及尿酸性肾结石,产生大量炎症相关因子,如 IL-6、缓激肽、前列腺素等,从而导致炎症反应。其中 IL-10 对本病的形成和关节破坏发挥着重要作用。

1. 痛风性关节炎诊断依据

(1)多以单个趾指关节急性发作性红肿疼痛,疼痛剧烈难忍,昼轻夜甚,反复发作。常见伴发症状包括发热及头痛。

(2)临床以中老年男性多见,多数有家族史。诱因包括长期劳累、暴饮暴食、喜食高嘌呤饮食、饮酒及外感风寒等。

(3)发病之初常侵犯单个关节,以第一跖趾关节处多见;其次较常侵犯足踝、跟、手指及远端小关节,表现为红肿热痛。常年发作次数较多的患者,可伴有关节周围及耳郭、耳轮及趾、指骨间出现痛风关节石。

(4)尿酸升高。

(5)病情需要时,可考虑行肾脏彩超、肾功能、尿常规等检查,可了解痛风后肾脏受累的情况。

2. 痛风病分期

《凯利风湿病学》将痛风的疾病发展过程分为四个阶段,包括无症状性高尿酸血症、急性痛风性关节炎、痛风病间歇期、慢性痛风性关节炎。

3. 痛风性关节炎发病机制

(1)尿酸过高:痛风的发病与人体长年累月的体内嘌呤代谢障碍及紊乱密切相关,而嘌呤代谢的最终产物即尿酸。患者只有在其血液中的血尿酸浓度明显高于正常数值范围之后,才会发病。

(2)炎症细胞:炎症细胞包括多型核中性粒细胞,会参与自身和

MSU 的反应,引起患者发病。单核细胞和巨噬细胞在疾病的发病过程中同样扮演着重要角色,它们能够合成、分泌多种重要的炎性介质,包括肿瘤坏死因子、单核细胞趋化蛋白-1 和白细胞介素等。肥大细胞存在于皮肤和内脏黏膜下的微血管附近,由肥大细胞所释放的肝素、5-羟色胺等,会成为过敏介质,导致组织内速发型过敏反应(炎症)的发生。此外,结合的 IgE 抗体和抗原在肥大细胞上的接触,使细胞处于崩坏状态。以上三种炎症细胞的活化主要是发生在早期炎症阶段。

常见的细胞因子如 IL-8、IL-1 和肿瘤坏死因子-α 与痛风性关节炎的发生、发展和持续状态密不可分。

三、治疗原则

1. 分期治疗

(1)急性期:起病急骤,多于夜间痛醒,受累关节红肿热痛,屈伸不利,好发于下肢负重关节,尤以第一跖趾关节和趾间关节居多,伴发热,年轻患者多发生游走性关节炎,白细胞总数上升,血沉增快,血尿酸增高,苔黄腻,脉弦滑数。此乃风湿热邪,痹阻关节,以湿热、痰瘀、浊毒闭阻经脉,流注关节,病急且重。根据"急则治其标"的原则,治疗上以祛邪为主,重在清热解毒、利湿泄浊、化瘀通络,临床应用灸法治疗痛风性关节炎有引热外出之效。李梴在《医学入门》中说:"虚者灸之,使火气以助元阳也;实者灸之,使实邪随火气而散也;寒者灸之,使其气之复温也;热者灸之,引郁热之气外发,火就燥之义也。"

(2)慢性期:关节肿大、畸形、肥厚、僵硬且活动不利,关节红肿热痛缓解,伴或不伴功能障碍或关节畸形,或局部溃烂(有白垩状物排出),腰膝酸软,肢软乏力,纳差,苔薄白,脉沉细。病势趋于平缓,为脾肾两虚、营血不足之证。此阶段患者以脾虚湿盛、肾虚、痰瘀互阻为主,治宜温补脾肾、化痰祛瘀、养血和营。

2. 辨证治疗

国家中医药管理局 1994 年发布的《中医病证诊断疗效标准》将痛风证候分类如下。

（1）湿热蕴结证：湿邪长趋于下，故患者以下肢小关节红肿疼痛多见，局部有灼热感，得凉则舒，疼痛拒按，伴发热、口渴、心烦不寐、大便不爽、小便黄，舌红，苔黄腻，脉滑数。

（2）痰浊阻滞证：关节肿胀，偶见周围水肿状态，甚至酸麻疼痛，伴头昏目眩、面浮足肿，舌胖而紫暗，苔白腻，脉弦滑。

（3）瘀热阻滞证：关节红肿刺痛，关节发生变形，影响关节活动度及运动，关节屈伸不利，肌肤颜色紫暗或干燥，舌紫暗或有瘀斑，苔黄或薄黄，脉细涩或沉弦。

（4）肝肾阴虚证：疾病反复迁徙发作，难以痊愈，局部关节可见少许变形，夜重晨轻，肌肤血运不畅而麻木不仁，筋脉拘急，步行困难，头晕耳鸣，颧红口干，舌红，苔少，脉细数。

四、医案

案 1　赵某，男，43 岁，2019 年 2 月 23 日就诊。

主诉：右足跖趾关节肿痛反复发作 5 年，加重 4 日。

现病史：患者 5 年前因进食海鲜后出现右足跖趾关节红肿疼痛，触之皮温较高，活动受限，无其他关节受累，无外伤及其他风湿病病史，在当地医院行相关检查后诊断为"急性痛风性关节炎"，口服碳酸氢钠片、别嘌醇及止痛药（具体剂量不详），症状有所缓解。后来改别嘌醇为"苯溴马隆 50 mg qd"以降尿酸治疗，症状反复发作。4 日前因食用海鲜、饮酒等诱发右足跖趾关节肿痛加重，为求进一步诊治就诊我院。

初诊：患者右足跖趾关节及踝关节红肿疼痛，局部皮温较高，夜间疼痛较甚，头晕心烦，胸闷不适，纳差，夜寐欠安，二便调，舌红，苔黄腻，脉弦滑。测尿酸 569 μmol/L，超敏 c 反应蛋白 34 mg/dL。

诊断:西医诊断为痛风性关节炎急性发作;中医诊断为热痹,湿热蕴结证。

治法:西医予碳酸氢钠 1 g 口服,tid,以碱化尿液;双氯芬酸钠,疼痛难忍时口服 1 粒;苯溴马隆 50 mg qd;中医予通脉温阳灸治疗,每日 1 次,每次 2 小时,每周治疗 1 次。

具体操作方法:针刺法,取穴内关(双侧)、大椎、解溪(右侧)、三阴交(右侧)、太冲(右侧)、公孙(右侧),得气后留针 30 分钟,施以平补平泻法,公孙温针灸。

嘱患者低嘌呤饮食,多饮水,每日饮水量大于 2 000 mL,多食用碱性食物,忌酒;注意卧床休息,抬高患肢,畅情志,避风寒。

2019 年 3 月 2 日二诊:右足跖趾关节疼痛缓解,局部轻度肿胀,肤温正常,活动后略感头晕胸闷不适,纳食可,寐安,二便调,舌红,苔黄微腻,脉滑。中西医治疗同前。

2019 年 3 月 9 日三诊:右足跖趾无关节疼痛,局部无红肿,肤温正常,头晕、胸闷明显好转,纳食可,夜寐安,二便调,舌红,苔薄白,脉缓。复测尿酸 349 μmol/L,超敏 c 反应蛋白 5 mg/dL。停针刺治疗,通脉温阳灸继续治疗 2 次,后不适症状基本消失。1 个月后电话随访患者,症状无复发。中西医治疗同前,予以巩固。

按语:痛风性关节炎是由于嘌呤代谢紊乱和/或尿酸排泄障碍导致尿酸盐沉积在关节及周围软组织中的一种疾病。随着生活水平的提高,近年来本病的发病率逐年升高。本例患者为青年男性,有食用海鲜、饮酒等诱因,尿酸、超敏 c 反应蛋白均超过正常范围,有右足跖趾关节特征性的红肿疼痛,局部皮温较高,结合舌脉表现可明确诊断为痛风性关节炎,属中医"痹证",湿热蕴结证。朱良春教授对痛风的证候病因曾有"症似风而本非风""乃浊毒瘀滞使然"的高度概括。本例患者饮食不节,嗜食肥甘厚味,内生湿热痰浊,留阻于血脉,难以化解,血涩结滞,化为浊瘀,郁闭化热,蓄积成毒,浊毒互结,造成经络壅塞,气血运行不畅,肢体筋脉拘急、失养,故见关节红肿、疼痛,体温升高;加之脾失运化湿浊的功能,湿热蕴结,上扰头目,故见头晕;舌红,苔黄腻,脉弦滑皆为佐证,四诊合参,本病属湿热蕴结证,应用通脉温阳灸可"引郁热之气外发",忌食浓茶、辛辣、生冷等刺激性食物。

案 2 沈某,男,59 岁,2018 年 10 月 9 日就诊。

主诉:双足踝关节红肿疼痛 12 年,加重 6 日。

现病史:患者平时喜食豆制品、饮酒,2006 年 8 月因饮酒、进食海鲜类后出现双足踝关节红肿疼痛,皮温稍高,于当地医院就诊,查血尿酸明显高于正常值,诊断为痛风性关节炎,曾先后服用多种降尿酸药物(具体治疗方案不详),尿酸控制时好时坏。6 日前,患者食用少量海鲜后诱发双足踝关节红肿疼痛,皮温高,在当地医院对症治疗后疼痛不能缓解,为求中医治疗就诊我院。

初诊:现患者双足踝关节肿痛,皮温稍高,皮色暗红,活动受限,余无明显不适,纳食可,夜寐尚安,二便调,舌暗红、边有齿痕,舌下瘀点瘀斑,舌下脉络迂曲,苔黄腻,脉滑。测尿酸 603 μmol/L。

诊断:西医诊断为痛风性关节炎;中医诊断为痛风,瘀热阻滞证。

治法:西医予碳酸氢钠 1 g,tid,苯溴马隆 50 mg qd,关节疼痛难忍时服用芬必得 1 粒(芬必得不作常规治疗用药);中医予通脉温阳灸"引郁热之气外发",每周 1 次,每次 2 小时,并予太冲穴(双侧)刺络放血治疗。

2018 年 10 月 16 日二诊:双足踝关节疼痛缓解,肤温正常,低嘌呤饮食,疼痛缓解后未再复发,纳食可,寐安,二便调,舌暗红,苔黄厚,脉沉细。嘱患者继续通脉温阳灸治疗。

2018 年 10 月 23 日三诊:双足踝关节疼痛缓解,局部红肿消退,肤温正常,疼痛缓解后未再复发,纳食可,寐安,二便调,舌暗红,苔黄厚,脉沉细。中西医治疗同前,予以巩固。

2018 年 10 月 30 日四诊：关节疼痛明显好转，双侧踝关节活动度好，红肿消退，皮温无发热，食欲尚可，二便调，复测尿酸 340 μmol/L，无其他不适。

按语：本例患者为老年男性，因"双足踝关节红肿疼痛 6 年，加重 6 日"就诊，双足踝关节红肿疼痛，皮温稍高，活动受限，余无明显不适，纳食可，夜寐尚安，二便调，舌暗，苔黄厚，边有齿痕，脉沉弦。四诊合参，属中医"热痹"范畴。尤怡在《金匮翼》中言："热痹者，闭热于内也……脏腑经络，先有蓄热，而复遇风寒湿气客之，热为寒郁，气不得通，久之寒亦化热……"可见本病病因是脏腑积热蕴毒。外因引动内伏之浊毒，阻滞脉络，致血行不畅，故而为瘀。本病病位在肝脾肾，证属浊毒瘀阻，治以化浊解毒、通络止痛。治疗结束 1 个月后电话回访患者，诉痛风性关节炎未再复发，无明显不适。

案 3 孙某，女，47 岁，2019 年 4 月 16 日就诊。
主诉：双足背部反复红肿疼痛 1 年，加重 1 日。
现病史：患者 1 年前无明显诱因下出现双足背部红肿疼痛，活动后疼痛加重，于外院检查血尿酸升高（554 μmol/L），当时给予口服"秋水仙碱止痛、苯溴马隆（50 mg qd）排尿酸"治疗，症状好转。1 年来双足背部红肿疼痛反复交替发作。昨天因外伤导致左足背部红肿疼痛加重，遂就诊我院。查左足正侧位片，诊断为左足跖趾关节痛风性关节炎和左足跟骨骨质增生。
初诊：现左足背部红肿疼痛，纳食可，夜寐尚安，二便调，舌紫暗，苔黄腻，脉滑。
诊断：西医诊断为痛风性关节炎；中医诊断为热痹，湿热下注证。
治法：西医予苯溴马隆 50 mg qd，碳酸氢钠片 2 片 tid；中医予通脉温阳灸引郁热之气外发，每周 1 次，每次 2 小时。

2019 年 4 月 23 日二诊：左足背部红肿疼痛较前缓解，纳眠可，二便调，舌紫暗，苔黄腻，脉滑。中西医治疗同前。

2019 年 4 月 30 日三诊:左足背部红肿疼痛明显缓解,局部红肿明显减轻,肤温可。

2019 年 5 月 6 日四诊:左足背部红肿疼痛基本消失,局部无红肿,肤温正常,时有腰痛,纳食较差,夜寐尚安,二便调,舌暗红,苔薄白,脉沉细。嘱患者注意控制饮食,防止痛风复发。

按语:本例患者为老年男性,因"双足背部反复红肿疼痛 5 年,加重 1 日"就诊,根据患者症状及舌脉表现,辨证为湿热下注证。痛风性关节炎是一种起病急骤的以关节肿胀和剧痛为主要临床特征的关节炎,受累关节及周围软组织明显发红、发热和肿胀,剧烈难忍,属中医"热痹白虎历节风"范畴。西医认为,本病的形成系嘌呤代谢紊乱导致尿酸在体内堆积,进而造成痛风性关节炎的组织学改变。高尿酸血症是痛风的重要生化基础,降低血尿酸是治疗痛风的关键,故患者饮食上应控制嘌呤饮食的摄入,同时服用减少尿酸生成及加速尿酸排泄的药物。

第六节　颈　椎　病

颈椎病是指由颈椎椎间盘退行性改变及其继发病理改变累及周围组织而引起的一类疾病。近年来,颈椎病的发病率不断升高,已严重威胁大众的健康。

根据临床症状及体征,颈椎病属中医"项痹""颈项痛""头痛""颈筋急""项强""痿证""眩晕""肩臂痛"等范畴。

一、中医认识

《黄帝内经》中称颈椎为"天柱"。《素问·长刺节论》曰:"病在筋,筋挛节痛,不可以行,名曰筋痹。病在肌肤,肌肤尽痛,名曰肌痹。病在骨,骨重不可举,骨髓酸痛,寒气至,名曰骨痹。"《灵枢·经脉》曰:"膀胱足太阳之脉,起于目内眦……是动则病冲头痛,目似脱,项如拔,脊痛,腰似折,髀不可以曲……是主筋所生病者……项、背、腰、尻、腘、腨、脚皆痛,小指不用……不可以顾,肩似拔,臑似折。颈、颔、肩、臑、肘、臂外后廉痛。"《素问·至真要大论》曰:"阴痹者按之不得,腰脊头项痛,时眩……病本于肾。"

1.外感六淫

外感风寒湿邪是痹证发生的主要病因。《素问·痹论》曰:"痹之安生? 风寒湿三气杂至,合而为痹也。其风气胜者为行痹;寒气胜者为痛痹;湿气胜者为着痹……"又有"痹在於骨则重,在於脉则血凝而不流,在於筋则屈不伸,在於肉则不仁,在於皮则寒。"《诸病源候论》记载:"人腠理虚者,则由风湿气伤之,搏于血气,血气不行,则不宣,真邪相击,在于肌肉之间,故其肌肤尽痛……风湿之气客于肌肤,初始为痹。"《济生方·痹》曰:"皆因体虚,腠理空疏受风寒湿气而成痹也。"

2.颈项劳损

劳损包括劳伤和损伤,劳伤是指由劳累引起的慢性损伤,损伤一般指因外伤而致,两种病因常相伴出现,故以劳损并称。外邪侵袭是诱因,体虚是内因。《灵枢·大惑论》云:"邪中于项,因逢其身之虚,其入深,则随眼系以入于脑。入于脑则脑转,脑转则引目系急,目系急则目眩以转矣。"《素问·宣明五气论》曰:"久视伤血,久卧伤气,久坐伤肉,久立伤骨,久行伤筋,是谓五劳所伤。"《金匮要略方论》指出:"人年五六十,其病脉大者,擦扶背行……皆因劳得之。"《理伤续断秘方》中提到:"劳伤筋骨,肩背疼痛。"此外,《张氏医通》曰:"有肾气不循故道,气逆夹脊而上,致肩背痛。或观书久坐故脊背痛。"唐代僧医蔺道人认为,损伤可致"筋骨差爻,举动不能"。《医宗金鉴》云:"有因挫闪及失枕而项强痛者。"

古人认为,各种原因导致的颈部肌肉过度劳损皆可引起颈椎病,与现代常见的低头久视手机、看书、劳作等引起颈椎病相似。由劳损引起的颈椎病分气虚血瘀和气滞血瘀两类,颈椎病初期多为气滞血瘀,劳累损伤肌肉筋脉,致血运不畅,进而引起气滞,气滞日久,血瘀内阻,不通则痛;慢性劳损为持续性损伤,久劳则气耗,正气不足,则气虚不能行血,导致颈项局部气虚血瘀。气虚血瘀是引起颈椎病劳损内伤、本虚标实的根本原因。气滞血瘀阻滞经络,不通则痛,瘀血不除,则新血不生,气虚无援,血运不畅,荣养失职,故出现不荣则痛和肢体麻木等症状。

3. 风痰瘀痹阻经络

风寒外袭,筋脉弛张失度,气血不和,气滞痰凝,经脉不通,筋脉失养,故发为本病。《证治准绳》曰:"颈项强急之证,多由邪客三阳经也,寒搏则筋急,风搏则筋弛,左多属血,右多属痰。"《难经·第八难》曰:"故气者,人之根本也,根绝则茎叶枯矣。"《灵枢·本脏》曰:"是故血和则经脉流行,营复阴阳,筋骨劲强,关节清利矣。"

4. 肝肾不足,经络空虚

肝主筋,肾主骨,肝肾不足,筋骨失养,不荣则痛。《素问·上古天真论》中提到"女子七岁,肾气盛……四七筋骨坚……五七阳明脉衰……丈夫八岁,肾气实……二八肾气盛……五八肾气衰……",指出随着年龄的增长,人的身体功能逐渐下降,肾气逐渐虚衰。《素问·至真要大论》曰:"阴痹者,按之而不得,腰脊头项痛,时弦……病本于肾。"经络是气血运行的重要通道。《灵枢·经不通》曰:"经络者,所以能决生死,处百病,调虚实,不可不通",外邪袭表可致颈项经脉不通,气血运行不足则不能荣养颈项,则经络空虚,故发为本病。《素问·逆调论》曰:"荣气虚则不仁,卫气虚则不用,荣卫俱虚则不仁且不用。"《素问·调经论》曰:"血气不和,百病及变化而生。"《证治准绳》云:"血行失度,随损伤之处即停积。"《证治汇补》曰:"荣血虚则不仁,卫气虚则不用,不用不仁,即麻木之类欤。"

由于患者素体虚弱,气血不足,腠理空虚,易为外邪所侵;既病后,正气不能驱邪外出,可致风寒湿邪逐渐深入,留滞于颈项、筋骨、血脉而发病。颈椎病内因为肝肾亏虚、气血不足,以致颈脊筋骨痿软,腠理空虚;外因为外伤、积劳、外感风寒湿热之邪留滞经络所致。

二、西医认识

1.颈椎的生理结构

随着年龄的增长,颈项日趋劳损,下段颈椎容易发生退行性改变,主要表现为椎间盘变薄、椎骨间隙变窄和椎间孔变小。

颈椎生理结构特点:颈椎共 7 块,其中第 3～6 颈椎为典型椎骨,1、2、7 为非典型椎骨。

(1)第 3～6 颈椎的生理特点:

①椎体较小,左右径大于前后径,上面突起(形成侧缘关节),下面凹陷。

②椎孔较大,呈三角形。

③所有颈椎的横突孔中都有椎血管(椎动脉、椎静脉)走行。第 7 颈椎横突孔例外,无椎动脉走行。

(2)第 1、2、7 颈椎的生理特点:

①第 1 颈椎没有椎体,呈环状称寰椎,由前弓、后弓和侧块构成。前弓后面的齿凹与第 2 颈椎的齿突形成关节。侧块上的椭圆形凹陷与颅底的枕髁形成关节,使头能做点头动作。

②第 2 颈椎(枢椎)有一向上的指状突起,称齿突。寰椎可围绕齿突做旋转运动。

③第 7 颈椎的棘突特别长,近似水平,末端不分叉,形成结节,在皮下易触及,常用来作为椎骨计数的骨性标志。

2.颈椎病分型

(1)颈型颈椎病:此型临床上最常见,见于颈椎病发病早期,是在颈部肌肉、韧带、关节囊急慢性损伤和椎间盘退化变性、椎体不稳、小关节错位等的基础上，机体感受风寒或疲劳或因睡姿不当等，使颈项部某些肌肉、韧带或神经受到牵张或压迫而致，颈椎局部或产生颈部酸痛、胀麻等不适，多在夜间或晨起时发病，有自然缓解和反复发作的特点。患者一般主诉为头、颈、肩、臂部疼痛等异常感觉，并伴有相应的压痛点，有半数患者由此可致颈部活动受限或被迫体位。此型以局部症状为主，症状较轻，病程短暂，常被误诊为急性颈部肌肉扭伤。颈肩部软组织劳损是颈椎病最常见的病因之一。

（2）椎动脉型颈椎病：此型较多见。由于钩椎关节退变或椎间盘退变，颈椎总长度缩短，椎动脉与颈椎长度平衡被破坏而刺激、压迫椎动脉，导致椎动脉供血不足，旋颈试验（＋）。应注意与神经症及脑血管疾病导致的不适、眩晕相鉴别。

临床表现：

①颈痛、颈强硬、颈肌活动受限、颈肌痉挛或压痛。

②脑及脊髓缺血。

③X线（包括正侧位片、斜位片及屈伸功能位片及张口位片）检查，可观察有无颈椎曲度失常、钩椎关节增生、椎间孔改变，有无失稳现象及颈枕部畸形。

④颈椎 CT 可了解有无颈椎管及横突孔狭窄；磁共振可排除脊髓病变、颈椎间盘突出，还可直接观察椎动脉；颅脑 CT 可排除脑萎缩、颅内占位病变。

⑤脑彩超及颈部血管彩超检查示有无供血不足或供血障碍及血管狭窄或闭塞。

（3）神经根型颈椎病：高发年龄为 30～50 岁。多由于颈椎间盘突出、骨质增生、钩椎关节和后关节退变而对脊神经根造成刺激或压迫所致，临床上可见上肢无力、手指麻木、感觉异常等症状，严重者有鱼际肌、掌骨骨间肌萎缩，多见于第 4～7 颈椎。一般神经根型颈椎病患者有较典型的一侧上肢麻木、疼痛的症状，且症状范围与颈脊神经所支配的区域相一致。椎间孔挤压试验、臂丛神经根牵拉试验（＋），棘突旁侧压痛伴患侧上肢放射痛。颈、肩、上肢神经肌肉电生理检查或可见神经肌肉损伤。

(4)交感神经型颈椎病:高发年龄为 30～45 岁。症状表现多样,无特异性,任何原因引起的自主神经功能紊乱都可出现相似的症状。交感神经型颈椎病没有特定的病理学特征和解剖学基础,分型缺乏可靠的客观标准。颈椎病变及刺激或压迫颈部交感神经纤维可引起一系列交感神经反射性症状,如恶心欲吐、眼花、耳鸣、心慌、胸闷、心动过速等。

若椎间盘退变,刺激或压迫颈部交感神经,可引起一系列交感神经反射性症状(如颈心综合征、颈胃综合征,症见恶心欲吐、眼花、耳鸣、心慌、胸闷、心动过速等)。

(5)脊髓型颈椎病:高发年龄为 40～60 岁。本病多由于退变的椎间盘或增生的骨赘突入椎管而造成椎管狭窄或梗阻,使脊髓血液循环受阻,导致一系列严重症状,如高位截瘫、脊髓半切损伤征、脊髓前动脉综合征及自主神经功能紊乱等。此型是最严重的类型,可造成大小便失禁、瘫痪等。临床症状主要为髓性异常感觉,运动、反射障碍(如下肢无力、抬步沉重感、跛行、腱反射亢进),甚至可出现痉挛性瘫痪、大小便失禁。

颈椎间盘突出、椎体后缘骨刺、椎体移位、韧带肥厚、脊髓损伤等因素均可造成脊髓受压和缺血,引起脊髓传导功能障碍。本病分中央型和周围型两种:中央型颈椎病发病是从上肢开始,向下肢发展;周围型颈椎病发病是从下肢开始,向上肢发展。此两型均分轻、中、重 3 度,主要病变为颈椎病所致的脊髓受压、炎症和水肿等。

临床表现具体如下:

①头部症状:表现为头痛、头晕。

②上肢症状:出现于一侧上肢或双上肢的单纯运动障碍、单纯感觉障碍或两种症状同时存在。典型症状为肢体麻木或酸胀、烧灼、疼痛、发抖和无力,可发生于一个或多个手指,或在五个指尖部,或在手的尺侧或手背;有的发生于肩胛部、肩部、上臂或前臂;或同时发生于上肢近端及远端,如同时有双肩及双腕疼痛;或沿神经根走行方向放射;如颈椎骨刺单纯压迫硬膜内运动神经根而没压迫感

觉神经根,其症状表现仅为上肢的单纯运动障碍。

③偏侧症状:出现同侧上下肢感觉运动障碍,如右臂发胀,同时伴右腰、右下肢疼痛及肌肉震颤。

④下肢症状:出现一侧下肢或双下肢神经肌肉功能障碍。有表现为单纯的下肢运动障碍者(如发抖、无力、腿软或易摔倒);有表现为单纯下肢感觉障碍者(如双足感觉异常、双下肢麻木);有表现为同时出现感觉、运动功能障碍者。

⑤交叉症状:出现一侧和对侧下肢的感觉或运动障碍,如一侧上肢发麻而对侧下肢疼痛。

⑥四肢症状:出现四肢的神经功能障碍,有表现为单纯感觉障碍者,如双足小趾及双手尺侧麻木;有短期内四肢陆续出现感觉、运动障碍者,如有患者在长期长时间低头工作后,出现左手 4、5 指发麻,第三日出现右手 4、5 指发麻,第四或第五日感到双下肢麻木、无力、抬腿困难、步态不稳。

(6)混合型颈椎病:临床上述几型颈椎病症状混合存在即混合型颈椎病,此种类型使颈椎病的临床表现更复杂,因此,治疗起来也比较棘手。

3.颈椎病诊断

主要通过典型的临床表现和相应的体格检查及颈椎 X 线、CT、MRI、彩超等辅助检查,并结合神经肌肉电生理检查(或神经肌肉损伤),即可明确诊断。

三、治疗原则

1.病因治疗

改变不良生活工作习惯(如长时间伏案工作),治疗基础疾病及亚健康体质(如颈项外伤或劳损、消化道疾病、眩晕等)。

2.通脉温阳灸治疗

通脉温阳灸疗法具有温阳散寒、疏通经络、扶正祛邪之功。

四、医案

案 1　李某,男,46 岁,司机,2020 年 6 月 3 日就诊。

主诉:头晕伴颈部酸胀、僵硬、疼痛 5 年,加重 1 周。

现病史:患者 5 年来因经常跑长途汽车,反复出现头晕,伴颈部酸困、僵硬、疼痛等不适,偶有恶心、呕吐,转头时症状加重,多在颈部后伸时头晕严重,未经正规治疗,颈项疼痛时自购膏药缓解颈项部症状,但不能根治。近 1 周头晕症状加重,为求进一步诊治就诊我院。

初诊:现头晕、颈项僵硬、酸胀不适明显,食少。颈部触诊示 $C_1 \sim C_3$ 棘突旁压痛(+),颈部活动受限:前屈 25°、后伸 25°、左右旋转各 20°,扣顶试验(+),颈椎间孔挤压试验(+),旋颈试验(+),臂丛神经牵拉试验(-)。颈椎正侧张口位片示颈椎生理曲度消失,钩椎关节骨质增生,齿突左右两侧间隙不对称且左侧变窄,$C_3 \sim C_6$ 椎体骨质增生。

诊断:西医诊断为椎动脉型颈椎病;中医诊断为项痹,气滞血瘀证。

治法:必要时西医予芬必得 0.3 g bid 止痛处理;中医予通脉温阳灸温阳散寒、疏通经络。患者俯卧位,施灸部位取哑门至第 12 胸椎之间,每次施灸 1.5 小时,每周治疗 1 次,以姜末为隔衬物。嘱患者避免低头,劳逸结合,适当锻炼。治疗 4 周后,患者头晕及颈项僵硬、酸胀明显好转,食欲明显改善。颈部触诊示 $C_1 \sim C_3$ 棘突旁压痛(-),颈部活动正常,扣顶试验(-),颈椎间孔挤压试验(-),旋颈试验(-),臂丛神经牵拉试验(-)。1 个月后随访患者症状无复发。

按语:椎动脉型颈椎病是颈椎病较常见的一种类型,临床主要表现为眩晕、视物模糊、听力减退、耳鸣、自主神经功能紊乱、有平衡障碍等症状,轻者头痛、头晕、呕吐、恶心,重者甚至昏倒在地,可导致瘫痪,甚至危及生命。多在颈椎左右旋转、后伸时出现眩晕症状加重,劳累后有反复发作的倾向。本例患者根据症状结合病史、查体及各项检查,判断眩晕的发生是由于齿突偏歪、左侧变窄而间接刺激椎动脉,进而影响脑部供血所致。经通脉温阳灸治疗 4 次后,症状较前明显好转,颈部活动度较前增大。

案 2 张某,女,29 岁,2020 年 7 月 6 日就诊。

主诉:颈部僵硬伴畏寒 1 周。

现病史:患者平素活动较少,因长时间低头工作后出现颈项不适,未引起重视。1 周前受凉后突然出现颈项僵硬、疼痛,不能转头、低头,伴畏寒肢冷,休息后不能减轻,而且体位性改变时症状加重,夜间疼痛影响睡眠,为求进一步治疗就诊我院。

初诊:颈部触诊示 $C_5 \sim C_7$ 棘突旁压痛(+),颈部活动受限:前屈 25°、后伸 20°、左右侧屈各 25°、左右旋转各 30°,椎间孔挤压试验(+),旋颈试验(+),双侧臂丛牵拉试验(-),舌淡,苔白腻,脉弦。颈椎 X 线示颈椎生理曲度变直,$C_4 \sim C_5$、$C_5 \sim C_6$ 椎间隙变窄、椎间孔变窄。

诊断:西医诊断为颈型颈椎病;中医诊断为项痹,风寒阻络证。

治法:西医予乙哌立松 50 mg tid 缓解肌肉紧张;中医予通脉温阳灸温阳散寒、疏通经络。患者俯卧位,施灸部位取哑门至第 12 胸椎之间,每次施灸 1.5 小时,每周治疗 1 次,以姜末为隔衬物。同时嘱患者避免低头,劳逸结合,适当锻炼。治疗 4 周后,患者颈项僵硬、疼痛不适明显好转,畏寒肢冷好转,食欲明显改善。颈部触诊示 $C_5 \sim C_7$ 棘突旁压痛(-),颈部活动正常,扣顶试验(-),颈椎间孔挤压试验(-),旋颈试验(-),臂丛神经牵拉试验(-),舌质淡,苔薄白,脉沉。1 个月后回访患者症状无复发,嘱患者减少低头,劳逸结合,适当运动,增强体质。

按语:本例患者既往有颈项慢性损伤史,结合其受凉诱因,判断为颈型颈椎病急性发作期。经通脉温阳灸连续 4 次治疗后,患者颈项僵硬、疼痛不适明显好转,畏寒肢冷好转,食欲明显改善。临床中,我们以病因治疗为本,嘱患者去除致病因素,减少低头,劳逸结合,适当运动,增强体质。

第七节 肩 痹

肩关节周围炎(简称肩周炎),以肩部疼痛及肩关节功能障碍为主要症状,是由于肩关节周围肌肉、韧带、肌腱、滑囊、关节囊等软组织损伤、退变而引起的一种慢性无菌性炎症。本病属中医"肩痹"范畴。根据临床表现、发病特点和发病年龄,又称为"漏肩风""冻结肩""肩凝症""肩凝风""五十肩"。

一、中医认识

1.历史沿革

早在《灵枢·经脉》中就有肩关节障碍的记载:"小肠手太阳之脉……是动则病嗌痛,颌肿,不可以顾,肩似拔,臑似折。"《素问·缪刺论》曰:"邪客于足太阳之络,令人头项肩痛。"晋代皇甫谧在《针灸甲乙经》中提出"肩痛"之名。宋代王执中在《针灸资生经》中首次提出了"肩痹"之名。

中医将肩痹的主要病因病机概括为外感风寒湿邪,内因素体亏虚,致使气血运行不畅,血脉凝滞,经络不通。肩痹主要以肩周疼痛为临床表现,关节活动严重受限。《针灸资生经》中首次提出了"肩痹"之名,认为"肩外俞治肩痹"。

本病属"痹病"范畴,多为感受风寒湿外邪所致。《素问·痹论》云:"所谓痹者,各以其时,重感于风寒湿之气也。"根据风、寒、湿邪的不同偏胜,分为风痹(行痹)、寒痹(痛痹)、湿痹(着痹)。《素问·

痹论》云:"其风气胜者为行痹,寒气胜者为痛痹,湿气胜者为着痹也。"

人过中年,营卫虚弱,气血开始衰竭,筋骨衰颓,复因局部感受风寒,或习惯偏侧卧,或劳累闪挫,局部筋脉长期受压,遂致气血阻滞,经络不通,不通则痛。肩周炎多发生于五十岁左右的中年人,故又称"五十肩",常有气血不足,筋脉失养,故治以补气养肾为本。古人认为,随着年龄的增长,肾气日渐亏虚,体质日渐衰弱,阳明经脉气血虚少,不足以濡养筋脉,则关节活动不利,正如《素问·痿论》所云:"阳明者,五脏六腑之海,主润宗筋,宗筋主束骨而利关节也"。

肩痛日久,致局部气血运行不畅,血瘀痰凝,痹阻经脉,则患处肿胀,久病入络,则痛处固定不移,关节变形;经脉失养,则关节僵直,活动受限,肘臂不能抬举,肩部冷痛,且夜间疼痛明显。十二经筋是十二经脉之气结聚散络于筋肉的部分,与肌肉系统的关系十分密切,且又结于人体各关节处,从而起到约束骨骼、滑利关节屈伸活动之功。本病病位主要在经筋,肩部是手三阴三阳经筋结聚之处,故经筋病,则肩部疼痛、活动不利。

2. 病因病机

清代王清任在《医林改错》中将肩痛归为痹病,他认为"凡肩痛、臂痛、腰痛、腿痛,或周身疼痛,总名曰痹证"。肩痹的发生主要因外邪入侵、饮食劳倦、久病体虚等导致素体亏虚,卫外不固;或因风寒湿热,阻滞经络;或因痰热内生,痰瘀互结;或因肝肾不足,筋脉失养;又或因跌仆外伤,损及肢体筋脉,致气血经脉痹阻;或精气亏虚,加之外邪乘袭,导致肩部经络痹阻,气血不畅。

(1)感受外邪:《素问·痹论》认为,"风寒湿三气杂至,合而为痹也",风、寒、湿邪外袭是本病发病的外部条件。高秉钧在《疡科心得集》中论述本病为风寒湿阻络所致。因久居湿地,涉水冒雨,睡卧当风,水中作业,冷热交错,或风寒湿痹日久不愈,郁而化热,亦可因阳虚之体致风寒湿热之邪乘虚侵袭人体,留注经络而成痹证。

(2)饮食劳倦:过食肥甘厚味,伤及脾胃,酿生痰热,或劳倦运动过度,精气亏损,卫外不固,又痰湿乘虚而入,导致经络瘀滞,气血运行不畅,故发为痹证。正如《中藏经·论肉痹》所云:"肉痹者,饮食不节,膏粱肥美之所为也。"

（3）久病体虚:素体亏虚,或年老体虚,或病后气血不足,而致肢体筋脉失养,腠理空疏,加之外邪乘虚而入,致肩部经脉不通,筋脉失养,发为肩痹病。《诸病源候论·风湿痹候》云:"由血气虚,则受风湿,而成此病。"《济生方·痹》亦云:"皆因体虚,腠理空疏,受风寒湿气而成痹也。"

痹证的主要病机分虚实两端,风、寒、湿、热、痰、瘀痹阻经脉致"不通则痛",此为实;精血亏虚不能濡养经筋致"不荣则痛",此为虚。病变部位在经脉,可累及肩部皮肤、肌肉、筋骨,日久耗伤气血,损及肝肾而致脏腑痹。

二、诊断依据

1.西医诊断标准

参考 1991 年全国第二届肩周炎学术研讨会制定《肩周炎诊断标准》。

（1）病史:曾经有肩部外伤、慢性劳损或有局部固定或偏瘫或感受风、寒、湿邪等。

（2）症状:发病缓慢,肩周持续性疼痛,夜间加剧,甚至影响睡眠。肩关节上举、外展、旋转活动功能受限,尤以外旋明显。日常生活活动受限,如对梳头、刷牙、叉腰、穿衣、束带等均感不同程度困难。

（3）体征:肩部冈上肌、冈下肌、三角肌可有萎缩。肱二头肌腱、三角肌、肩峰下及肩前方附着处、结节间沟、肩胛骨内上角等有压痛,关节僵硬,上举、外展、内旋、外旋等活动均受限。

（4）X 线检查:在肩关节前后位平片与最大上举位分别摄 X 线,划出肩胛冈轴线与肱骨干轴线夹角,若小于 140°可确诊。X 线可见肱骨大结节骨质疏松、囊变或大结节硬化。

2. 中医诊断标准

参照 1994 年国家中医药管理局发布的《中医病症诊断疗效标准》中的肩周炎诊断依据。

（1）患者多在 50 岁左右，女性多于男性。

（2）肩关节部周围疼痛，常于夜间发作而影响睡眠。肩关节的活动功能明显受到限制，肿胀情况较少，严重者肩臂部肌肉发生萎缩。

（3）肩峰下广泛性压痛，肩关节的运转如外展、上举、外旋、后伸和后背上抬等动作受限，无法自行完成梳头、洗脸、脱衣等动作。

（4）有慢性劳损史，或感受风寒湿邪，或有肩部外伤史。

（5）有中侧和双侧肩痛。

3. 肩周炎分期

肩周炎分三期，即急性期、慢性期、功能恢复期。

（1）急性期：持续 3～10 日，此期又被称为冻结进行期。起病急骤，肩关节疼痛剧烈，肌肉痉挛，关节活动受限为特征性表现，也可出现夜间疼痛加重、难以入眠等症状。此期肩部压痛范围广泛，肩部肌肉产生保护性痉挛，可在肩峰下、喙肱韧带、肱二头肌长头肌腱、三角肌、喙突、冈上肌、四边孔等部位找到相应的压痛点。X 线检查骨质成像一般无明显异常。关节镜检查可看到充血的滑膜，其上的绒毛出现肥厚、增殖等病理改变，并充满于关节间隙及肩盂下滑膜皱襞间隙。镜下关节腔间隙狭窄，容量减少。

（2）慢性期：持续 2～3 个月，此期又被形象地称为"冻结期"或"僵硬期"。肩部疼痛症状程度较急性期缓解，肩部压痛范围分布广泛，肩关节周围的肌肉及软组织广泛粘连，肩部关节有挛缩性功能障碍。此期肩关节疼痛主要为慢性软组织损伤性疼痛，这是引起或加重关节功能活动障碍的主要原因。患者因为肩关节僵硬而致日常动作（如从头顶至发尾的梳头动作、套头的穿衣动作、向后绑腰带的动作等）不便。

（3）功能恢复期：又被称为解冻期，由于肩关节周围炎是一种自限性疾病，可反复自愈和复发，故该时期可延续1～2年，甚至3年。恢复期病变主要发生在肩部关节内的滑囊、盂肱关节腔等部位，如肩胛下肌下滑膜囊、肩峰下滑膜囊及相关的肩部腱鞘等，炎症被逐渐吸收，肩部关节腔内的血液供给可逐渐恢复正常，肩部相关滑膜的滑液分泌功能、局部微循环也可逐渐得以恢复，肩关节的容积也可由病理状态慢慢增加至正常人的容积。

三、医案

案 1　秦某，女，52 岁，2018 年 2 月 26 日就诊。

主诉：反复左侧肩关节疼痛 3 年余。

现病史：患者 3 年前因劳累及感受风寒引起左侧肩关节疼痛，活动不利。肩痛发作时，日常生活中洗脸、梳头、穿衣、抬臂均感困难。3 年来肩痛反复发作，在外院诊断为"肩周炎"，症状时轻时重。曾于多家医院行针灸、骨伤推拿及小针刀等治疗，未能治愈，为求进一步诊治就诊我院。

初诊：现患者左侧肩痛，左肩怕冷，神疲乏力，纳可，睡眠差，二便调。查体：左侧肩关节外展、上举、内外旋均受限，左侧肩髃穴、肩井穴、肩髎穴、天宗穴压痛（＋），舌体胖大，边有齿痕，苔白腻，脉弦。左侧肩关节 X 线示未见明显异常。实验室检查示血沉、抗"O"均正常。

诊断：西医诊断为肩周炎；中医诊断为肩痹，风寒痹阻证。

治法：西医予芬必得 0.3 g qd 抗炎镇痛；中医予通脉温阳灸温阳补肾、疏通经络，每次施灸 1.5 小时，每周治疗 1 次，以姜末为隔衬物。嘱患者劳逸结合，肩部保暖，适当锻炼。经治疗 7 次后，现患者肩关节疼痛消失，肩部活动自如。2 个月后回访，患者诉肩痛无复发，左侧肩关节活动正常。

按语：肩关节周围炎以肩部疼痛及肩关节功能障碍为主要症状，是由于肩关节周围肌肉、韧带、肌腱、滑囊、关节囊等软组织损伤、退变引起的一种慢性无菌性炎症。现代医学治疗肩周炎最常用的方法包括运动疗法和口服非甾体抗炎药，然而这些方法只能在短时间内改善患者症状，且非甾体类抗炎药物有一定的副作用。中医治疗多为扶正祛邪，使气血和经脉通畅，再对患处局部进行针对性治疗，如《医宗必读·痹》里记载："治外者，散邪为急，治脏者，养正为先。"故治疗肩周炎，首先要辨明病者肩部周围疼痛所属之经络，找寻其所对应之经络穴位及区域痛点或反射区痛点等。《灵枢·周痹》中提出："故刺痹者，必先循切其上下之大经，视其虚实，及大络之血，结而不通，及虚而脉陷空者而调之，熨而通之，其瘈坚，转引而行之。"通脉温阳灸温阳扶正，通过使阳气充足来达到强正气的目的，从而祛除风寒湿邪而疏通经络，使气血流畅而滋养筋脉关节。

案2 李某，男，49岁，2018年7月9日就诊。

主诉：右肩疼痛、活动障碍3个月，加重1周。

现病史：患者3个月前因搬抬重物导致右侧肩部肌肉拉伤，引起右肩剧烈疼痛，活动受限，夜间疼痛明显，自服止痛药、贴膏药不能缓解，右肩遇冷疼痛加重，得温痛减。

初诊：近1周右肩疼痛加重，功能活动明显受限，尤以内旋后伸动作受限明显。患者平时体质强健，喜凉恶热。查体：右侧肩部外形尚可，无肿胀，肩峰下、大圆肌、小圆肌及肱二头肌长头肌腱处均有不同程度压痛，肩部活动度：前屈55°，后伸12°，内旋至右侧骶髂关节处，肩部外展45°，肱二头肌搭肩试验、抗阻力试验不能完成，舌暗，舌下瘀点瘀斑，舌下脉络迂曲，苔白腻，脉弦细。

诊断：西医诊断为肩周炎；中医诊断为肩痹，痰瘀痹阻证。

治法：必要时西医予芬必得1粒缓解症状；中医予通脉温阳灸祛瘀化痰、温阳补肾、疏通经络，每次施灸2小时，每周治疗1次，以姜末为隔衬物。嘱患者劳逸结合，保暖肩部，适当锻炼。

2018年7月16日二诊：患者自感肩部疼痛明显缓解，触诊肩部痛点明显减轻。连续治疗6次后，患者搭肩试验正常，肩部前屈外展角度接近正常,后伸动作可触摸到第三腰椎。治疗期间注意防寒保暖。治疗10次后,肩关节各方向活动恢复均正常,内收摸脊动作可触摸到第九胸椎,活动时疼痛明显好转。

按语:肩关节周围炎是临床常见的一种疾病,发病年龄日趋年轻化。肩部的炎症反应会导致肩关节疼痛及活动受限,给日常生活和工作带来严重的影响。本病属中医"肩痹"范畴,患者多为感受风寒致肩部经脉阻滞不通而引起疼痛,甚至肩关节功能受限,影响了正常活动。西医认为,肩关节炎症的产生与肩关节局部解剖结构的复杂有密切关系。肩关节主要由肱骨头与位于肩胛骨上的关节盂对接结合而成,肱骨头与关节盂接触面积少,活动范围大,包裹关节的关节囊薄而松弛,这些都可造成肩关节在日常活动中易于受到损伤。其修复过程较慢,很容易在局部形成反复的炎症反应,从而使周围的肌肉、韧带、滑膜囊等粘连,甚至纤维化。西医多采用药物镇痛、封闭疗法,中医采用中药外敷、针灸、推拿等治疗多能取得较好的疗效。

案3 范某,女性,53岁,2019年9月8日初诊。

主诉:左肩关节疼痛、活动不利半年。

现病史:患者半年前因居住处潮湿,加之感受风寒,导致左侧肩关节疼痛、沉重,活动不利,自感酸重、胀痛明显,在外院诊断为"肩周炎",经理疗等对症治疗无明显好转。

初诊:现逐渐出现左肩抬起困难,夜间不能睡眠,影响日常生活。**查体:**左肩关节形态正常,左肩关节肩髃穴、肩井穴、天宗穴压痛(+),肩关节外展60°、后伸10°、上举70°,舌暗淡,舌下瘀斑,舌下脉络迂曲,苔白,脉弦。

诊断:西医诊断为肩关节周围炎;中医诊断为肩凝,寒湿痹阻证。

治法:西医予芬必得0.3 g bid缓解疼痛;中医予通脉温阳灸散寒除湿、疏通经络、温补阳气,每次施灸1.5小时,每周治疗1次,以姜末为隔衬物。嘱患者劳逸结合,保暖腰部,适当锻炼,尽量做肩部活动,平时多练习肩关节"爬墙运动"。

2019 年 9 月 15 日二诊:左肩疼痛缓解,肩关节活动度改善,但活动仍受限,肩关节外展 65°、后伸 15°、上举 100°,睡眠改善,食欲尚可,二便调。

2019 年 9 月 22 日三诊:肩关节外展无障碍,后伸和上举有所改善,肩关节外展 80°、后伸 30°、上举 120°,共治疗 1 个月后基本痊愈。

按语:肩周炎多在中老年人及平时写字或长期从事手工劳动的人群中多发,患者有感受风寒、居处潮湿地等诱因,因此本病的发生可能与年龄、生活习惯有关。本例患者年逾五旬,素体正气亏虚,加之居住潮湿地并感受风寒湿邪侵袭,致肩部经脉痹阻不通则痛,气虚无以行血,气滞血瘀日久,致局部粘连而活动受限。本病相当于中医"痹证"。《黄帝内经》曰:"正气存内,邪不可干",痹证多由于体内气血亏虚所引起,治疗上若扶助正气、通痹止痛,则事半功倍,收效快速,且不易复发。该病天宗穴、肩井穴、肩髃穴压痛(+),手阳明经、足少阳经及手太阳小肠经循行所过部位疼痛,正如《灵枢·经脉》所载:"小肠手太阳之脉……是动则病嗌痛颌肿,不可以顾,肩似拔,臑似折。是主液所生病者;耳聋,目黄,颊肿,颈颌肩臑肘臂外后廉痛"。手足六阳经在督脉大椎交汇,且督脉总督诸阳经,通脉温阳灸可温养督脉,疏通六阳经,则寒湿去、痹痛止。

案 4 解某,女,55 岁,2019 年 11 月 25 日初诊。

主诉:左肩背部酸痛不适伴功能障碍 3 年,加重半年。

现病史:3 年前患者因左肩受凉后逐渐出现左肩背部酸痛,前后左右活动轻度受限,得热痛减,遇寒痛增,在家中外贴膏药后疼痛缓解,但是肩痛反复发作。近半年来患者左肩疼痛明显加重。

初诊:现患者左肩抬举困难,穿衣、梳头困难,伴盗汗,腰酸软无力,影响睡眠,食少,舌淡红,舌下瘀点,苔少,脉弦数。查体:左肩形态尚可,左肩背部广泛压痛,上举不能,后伸和外展均受限,左侧肩井穴、天宗穴压痛(+),肩关节外展 75°、后伸 10°、上举 65°。X 线片示未见明显骨质异常。

诊断:西医诊断为肩关节周围炎;中医诊断为漏肩风,肝肾亏虚证。

治法:必要时西医予芬必得 1 粒,缓解疼痛症状;中医予通脉温阳灸补益肝肾、疏通经络,每次施灸 1.5 小时,每周治疗 1 次,以姜末为隔衬物。

具体操作方法:针刺法,取穴条口透承山,深刺,配合患肩活动,每次 30 分钟,每日 1 次。嘱患者劳逸结合,肩部保暖,坚持肩关节锻炼。

2019 年 12 月 3 日二诊:患者左肩疼痛减轻,但活动仍受限,睡眠、食欲均有改善,肩井穴附近仍可触及结节,左侧肩井穴、天宗穴压痛缓解,肩关节外展 70°、后伸 10°、上举 60°。又经 3 周治疗,患者左肩疼痛明显好转,活动范围基本恢复正常。2 个月后回访无复发。

按语:本例患者年逾五旬,素体肝肾不足,加之长期局部劳损,精血亏虚,肩部经脉失养,故不荣则痛;又外感风寒湿邪痹阻肩部,致经脉不通而又加重肩痛,导致关节活动受限。漏肩风多发于中老年人,有"五十肩""肩凝风"之称,多为患者年老体弱,气血不足,肝肾亏虚,经脉失养而致;或肩部感受风寒之邪外袭,致寒湿凝滞,痹阻经脉。通脉温阳灸是蔡圣朝主任医师命名的一种温灸器灸法,其发明的各种治疗性温灸器、辅助性温灸器操作方便,且可使治疗室内艾烟减少污染环境,提高医患双方舒适度。

第八节 骨 痹

骨痹是指由于年老体衰、骨失滋养、气血失调导致局部或全身骨关节退化改变的一种疾病。临床主要以大关节疼痛、活动受限为表现。骨质增生病变发生于颈椎称为"颈痹",发生于腰椎称为"腰痹",发生于膝关节称为"膝痹"。本病多发生于老年人、重体力劳动者、局部有外伤史者、长期以固定体位工作的人群和体弱久病者。

一、中医认识

痹病的记载首见于《黄帝内经》。《素问·痹论》云:"所谓痹者,各以其时,重感于风寒湿之气也。"根据发病时间和病变部位的不同,痹证分骨痹、筋痹、脉痹、肉痹、皮痹。《素问·痹论》云:"以冬遇此者为骨痹,以春遇此者为筋痹,以夏遇此者为脉痹,以至阴遇此者为肌痹,以秋遇此者为皮痹。"

肾,藏精,主骨、生髓、通于脑,主人体的生长发育和生殖繁衍。肾为先天之本,内藏先天之精,并受后天之水谷滋养。肾精充足,则身体强壮,筋骨刚韧;肾精不足,幼则生长、发育迟缓,筋骨脆软,年长则体不强健、筋骨松软、腰膝酸软。再加上劳倦失护或遭受外伤,可致出现骨赘。骨的生长和发育依赖于肾中精气,如《素问·上古天真论》云:"女子七岁,肾气甚,齿更发长……三七肾气平均,故真牙生而长极;四七筋骨坚而发长极,身体盛壮……七七任脉虚,太冲脉衰少,天癸竭,地道不通,故形坏而无子也。丈夫八岁,肾气实,发长齿更……三八肾气平均,筋骨劲强,故真牙生而长极……七八肝气衰,筋不能动,八八天癸竭,精少,肾脏衰,形体皆极,则齿发去。"

肝肾旺盛,筋骨强健,则骨不易磨损;肾气亏虚,筋骨枯槁,则骨易磨损,形成骨赘。年老体弱,肝肾精血不足,则骨髓空虚,骨骼失养,易出现关节活动不利、疼痛、肿胀、肢体麻木无力及爪甲枯萎等。

骨痹为本虚标实证,以肝肾亏虚、气血不足为本,外感风寒湿邪为标。肝肾精血不足,不能荣养骨骼关节则出现疼痛,风寒湿之邪痹阻关节经脉,气血不通则痛。清代医家林佩琴在《类证治裁·痹证论治》中云:"诸痹,风寒湿三气杂合,而犯其经络之阴也。风多则引注,寒多则掣痛,湿多则重着。良由营卫先虚,腠理不密,风寒湿乘虚内袭,正气为邪所阻,不能宣行,因而留滞,气血凝涩,久而成痹。"病程日久，正气亏虚，久病入络，气虚无力推动血行，致气滞血瘀，留滞络脉，引起瘀血阻络，经脉不通则关节痹痛、肿胀、变形、增生。

二、诊断依据

《中医内科病证诊断疗效标准》(ZY/T001.1－94)将痹病诊断依据分为5点。

(1)初起多见腰腿、腰脊、膝关节等隐隐作痛，屈伸、俯仰、转侧不利，轻微活动可稍缓解，天气变化时症状加重，病情反复缠绵不愈。

(2)起病隐袭，发病缓慢，多见于中老年。

(3)局部关节轻度肿胀，活动时关节常有喀喀声或摩擦声；严重者可见肌肉萎缩、关节畸形、腰弯背驼。

(4)X线示骨质疏松，关节面不规则，关节间隙狭窄，软骨下骨质硬化以及边缘唇样改变，骨赘形成。

(5)查血沉、抗"O"、黏蛋白、类风湿因子等，与风湿痹等相鉴别。

三、证候分类

《中医内科病证诊断疗效标准》(ZY/T001.1－94)将骨痹分为3个证型。

(1)肾虚髓亏证：关节隐隐作痛，腰膝酸软，腰腿不利，俯仰转侧不利，伴有头晕、耳鸣、耳聋、目眩，舌淡红，苔薄白，脉细。

(2)阳虚寒凝证：肢体关节疼痛、重著，屈伸不利，天气变化加重，昼轻夜重，遇寒痛增，得热稍减，舌淡，苔白，脉沉细缓。

(3)瘀血阻滞证：关节刺痛，痛处固定，关节畸形，活动不利，或腰弯背驼，面色晦暗，唇舌紫暗，脉沉或细涩。

四、医案

案1 周某,男,59 岁,2019 年 6 月 5 日初诊。

主诉:腰痛 5 年,加重 1 周。

现病史:患者 5 年前因经常弯腰劳作及感受风寒等原因引起腰部疼痛,呈酸痛感,夜间疼痛明显,不能弯腰、转腰活动,在外院查 HLA - B27 阴性,风湿因子系列检查(一),腰椎正侧位片示腰椎椎体有骨赘形成,椎间隙狭窄。外院诊断为"腰椎骨质增生",予非甾体抗炎药口服,疼痛有所缓解。

初诊:现患者腰痛反复发作,因天气变化或劳累后加重,夜间翻身困难,晨僵不明显,伴有头晕、耳鸣、耳聋、目眩、面色㿠白、食少、二便调、眠差,舌淡红,苔薄白,脉沉细。查体:腰椎活动受限,腰椎棘突 3~5 棘突旁压痛(+),挺腹试验(+),双直腿抬高试验(一),加强试验(一)。

诊断:西医诊断为腰椎骨质增生;中医诊断为骨痹,肾虚髓亏证。

治法:必要时西医予芬必得 1 粒以缓解症状;中医予通脉温阳灸温阳补肾、疏通经络,每次施灸 1.5 小时,每周治疗 1 次,以姜末为隔衬物。嘱患者劳逸结合,保暖腰部,适当锻炼。

具体操作方法:局部皮肤消毒,大椎至腰俞穴涂搽药酒,再将通脉温阳灸治疗器置于背部,将准备好的生姜放在铺灸器内,姜泥厚度约 2.5 cm。将艾炷置于生姜上,同时点燃所有艾炷为 1 壮,更换 2 次艾炷,每周 1 次,每次治疗约 1.5 小时。嘱患者灸后保暖,饮食清淡,注意休息,勿熬夜。

2019 年 6 月 12 日二诊:患者诉腰部疼痛减轻,活动受限好转,头晕、耳鸣、耳聋、目眩较前缓解,食欲改善,二便调,睡眠改善,舌暗淡,苔薄白,脉沉。查体:腰部活动尚可,C_3~C_5 棘突旁压痛(±),挺腹试验(±),双直腿抬高试验(一),加强试验(一)。中西医治疗同前。

2019 年 6 月 19 日三诊:腰部疼痛明显好转,活动范围扩大,余症改善明显。继续治疗 2 周,腰部疼痛基本消失,2 个月后回访未再复发。

按语:腰椎骨质增生相当于中医"骨痹""痹病"范畴,这是因为随着年龄的增长,机体各组织细胞的生理功能逐渐衰退、老化,退化的椎间盘逐渐失去水分,椎间隙变窄,纤维环松弛向周边膨出,椎体不稳,纤维环在椎体边缘外发生撕裂,导致髓核突出,将后纵韧带的骨膜顶起,其下面产生新骨,形成骨刺或骨质增生。腰椎骨质增生一般与年龄、劳损、外伤、姿势不正确等有直接的关系。中医认为,瘀血阻络、肾虚痰凝、肾精亏虚、外邪入侵均是腰椎骨质增生的病因。《灵枢·经脉》曰:"是动则病冲头痛,目似脱,项如拔,脊痛,腰似折,髀不可以曲,腘如结,踹(腨)如裂,是为踝厥……",足太阳膀胱经主治循行所经过的背腰骶部的病症。督脉行于脊柱正中,肾主骨生髓,腰为肾之府,若先天禀赋不足,则肝肾精血不足,肾督亏虚,又感风寒湿之邪乘虚深侵肾督,致腰部筋骨失养,瘀血痹阻,发为骨痹。本病为本虚标实之证,以肾督虚为本、风寒湿为标,治以扶正祛邪法。通脉温阳灸温可补肾阳,濡养筋骨,祛风散寒,疏通经络,能起强壮真元、祛邪扶正的作用。

案 2 胡某,女,50 岁,2019 年 3 月 31 日初诊。

主诉:腰背部冷痛反复发作 1 年,加重 1 日。

现病史:患者 1 年前出现久坐、劳累后腰骶部疼痛,畏寒,转身、弯腰受限,受寒或天气变化时症状加重,无间歇性跛行,无下肢放射性疼痛。在外院腰椎正侧位片示腰椎退行性变,腰椎椎体有骨赘形成,风湿因子系列检查未见明显异常,诊断为"腰椎骨质增生",予消炎止痛药口服、活血止痛膏外用,疼痛能够缓解,停药后腰背疼痛反复发作。昨日受凉后腰背疼痛加重,为求进一步诊治就诊我院。

初诊:现患者诉腰背部疼痛,活动不利,得温痛减,背冷,昼轻夜重,夜间疼痛不能翻身,遇寒痛增,得热稍减,入睡困难,舌淡,苔薄白,脉沉细缓。查体:腰椎活动受限,腰背部肌肉僵硬,左侧棘突$T_4 \sim T_5$旁压痛(+),C_1、$C_3 \sim C_5$及两侧棘突旁压痛(+),直腿抬高试验(一),加强试验(一),"4"字试验(一)。

诊断:西医诊断为腰椎骨质增生;中医诊断为骨痹,肾阳亏虚、寒湿痹阻证。

治法:西医予芬必得 75 mg qd 缓解症状;中医予通脉温阳灸温补肾阳,散寒止痛,每次施灸 1.5 小时,每周治疗 1 次,以姜末为隔衬物。嘱患者劳逸结合,适当锻炼,避免久坐、受凉。

2019 年 4 月 7 日二诊:现腰骶部疼痛明显减轻,背冷症状缓解,腰椎活动范围较前增大,夜间疼痛缓解,睡眠改善,二便调,舌淡,苔薄白,脉沉细。查体:腰椎活动改善,腰背部肌肉僵硬缓解,左侧$T_4 \sim T_5$棘突压痛(+),C_1、$C_3 \sim C_5$及两侧棘突旁压痛(±),直腿抬高试验(一),加强试验(一),"4"字试验(一)。嘱患者防寒保暖。中西医治疗同前。

2019 年 4 月 14 日三诊:腰背部疼痛明显好转,腰背活动尚可,夜间疼痛缓解,睡眠改善,二便调,仅感腰背部酸胀不适,体倦乏力好转,舌红,苔薄白,脉沉细。查体:腰椎活动尚可,腰背部肌肉松软,左侧 $T_4 \sim T_5$ 棘突旁压痛(±),C_1、$C_3 \sim C_5$及两侧棘突旁压痛(±),直腿抬高试验(一),加强试验(一),"4"字试验(一)。患者又经 1 个月巩固治疗,腰痛症状消失。

按语:肾主骨,全身骨骼的生长有赖于肾精的充盈。本例患者肝肾亏虚,肾虚骨骼不得滋养,加之又因久坐、劳累、外感寒湿而加重症状。寒邪凝滞,湿邪重着,寒湿痹阻腰背经脉,故不通则痛。肝肾精气旺盛,筋骨强健,则骨不易磨损;肾气虚衰,筋骨枯槁则极易形成骨赘。通脉温阳灸覆盖背腰部,以艾叶、生姜、药酒温阳散寒、疏通腰背部经络,可调理五脏六腑背俞穴,使肾阳得温、肝肾得补,则筋骨强健,诸症自除。

案3 王某,男,49岁,2018年2月27日初诊。

主诉:腰部刺痛5个月,加重2日。

现病史:5个月前患者因腰部跌伤引起腰痛,痛处固定,状如针刺,不能活动,外院腰部CT示L_1椎体压缩性骨折,予保守治疗,建议卧床静养1个月,后腰椎疼痛明显好转,可下地活动,以腰围固定腰部,每因天气变化腰痛加重,夜间疼痛明显。中医理疗后,疼痛可缓解。2日前患者因腰部受凉致疼痛加重,活动受限,夜间疼痛明显,不能翻身、转身,影响睡眠,纳食尚可,二便调,为求进一步治疗就诊我院。

初诊:现患者腰部刺痛,弯腰、转身活动受限,面色淡白,纳呆,怕冷,睡眠可,二便调,面色晦暗,唇舌紫暗,舌下瘀点瘀斑,舌下脉络迂曲,脉细涩。查体:腰椎活动受限,前后侧弯皆受限,$C_1 \sim C_2$棘突压痛(+)。腰椎正侧位片示腰椎生理曲度变直,C_1椎体压缩性骨折,C_1、C_2椎体骨赘形成。

诊断:西医诊断为腰椎骨质增生;中医诊断为骨痹,瘀血阻滞证。

治法:西医予布洛芬缓释胶囊0.3g bid;中医予通脉温阳灸温补阳气、通络止痛治疗,每次施灸1.5小时,每周治疗1次,以姜末为隔衬物。嘱患者避免久坐,劳逸结合,适当锻炼。

2018年3月7日二诊:腰部疼痛明显缓解,饮食尚可,二便调,舌暗红,舌下瘀点瘀斑,舌下脉络迂曲,脉细涩。查体:腰椎活动稍受限,$C_1 \sim C_2$棘突压痛(±)。中西医治疗同前。

2018年3月14日三诊:腰部疼痛减轻,饮食尚可,二便调,舌暗红,舌下瘀点瘀斑,舌下脉络迂曲,脉细涩。查体:腰椎活动稍受限,$C_1 \sim C_2$棘突压痛(±)。中西医治疗同前,予以巩固。

2018 年 4 月 16 日四诊:腰部疼痛明显好转,饮食尚可,二便调,舌暗红,舌下瘀点瘀斑,舌下脉络迂曲,脉沉。查体:腰椎活动尚可,$C_1 \sim C_2$ 棘突压痛(一)。未再治疗。1 个月后回访无复发。

　　按语:本例患者因外伤损伤气血,气滞血不行,瘀血留滞腰部,发为腰痛。后久病体虚,气虚运血无力,使腰部得不到气血濡养,致筋骨失养,若外邪乘虚而入,痹阻筋骨则引起骨痹。通脉温阳灸可温通经脉,益气活血,补肾健骨,祛除风寒湿邪,使诸症好转。

　　案 4　邓某,男,农民,67 岁,2019 年 11 月 11 日就诊。
　　主诉:腰及双膝关节疼痛 10 年,加重 1 年余。
　　现病史:患者 10 年前开始出现腰及双膝关节疼痛,关节活动费力,畏寒肢冷,于劳累及天气变化时发作或加重,1 年前腰膝关节疼痛加重,经检查诊断为"$C_1 \sim C_5$ 及双膝关节骨质增生",虽经西药治疗,效果不佳,疼痛反复发作,为求进一步诊治就诊我院。

　　初诊:现患者神疲乏力,腰及双膝活动受限,行动缓慢,腰肌紧张,双膝轻度肿胀,$C_1 \sim C_5$ 棘突压痛(＋),双膝关节内外侧压痛(＋),双侧直抬腿试验(＋),加强试验(＋),浮髌试验(一),畏寒肢冷,形体偏胖,饮食及睡眠可,二便自调,舌淡红,舌边有齿印,舌下静脉迂曲,苔薄白,脉缓。

　　诊断:西医诊断为腰膝关节骨质增生;中医诊断为骨痹,阳虚痰凝证。

　　治法:西医予塞来昔布 100 mg bid 缓解疼痛;中医予通脉温阳灸温肾散寒、通络止痛,治疗时,患者自觉热感自腰部沿双下肢达双膝关节,腰膝舒适,膝关节冒凉气,每次施灸 1.5 小时,每周治疗 1 次,以姜末为隔衬物。嘱患者劳逸结合,适当锻炼。

　　2019 年 11 月 18 日二诊:腰膝关节疼痛减轻,活动度略增,腰肌紧张缓解,双膝轻度肿胀,$C_1 \sim C_5$ 棘突压痛(±),双膝关节内外侧压痛(±),双侧直抬腿试验(＋),加强试验(±),浮髌试验(一),畏寒肢冷较前缓解。原方案继续治疗。

第二章　通脉温阳灸医案

2019 年 11 月 25 日三诊:腰膝疼痛减轻,活动度改善,行动渐有力。嘱患者保暖防寒,控制体重,适当活动及锻炼,但禁止剧烈活动及体力劳动,避免久坐。继续治疗 3 次后,患者诉腰及双膝关节疼痛缓解,日常活动自如。

按语:本病多由体质肥胖、年老体虚、工作劳损而致,日久渐成沉疴痼疾。本例患者身体肥胖,肢体关节特别是腰椎及膝关节与骨的负荷过重;体虚不能耐受繁重的劳作是加重骨质增生的一个重要原因。中医认为,肥胖之人多痰湿,痰滞经络,痹阻经脉也是本病发生的病理机制,所以减重有利于本病的康复。患者不宜负重过大,禁止剧烈活动及重体力劳动,建议长期参加轻体力劳动,可改善肢体功能,提高生活质量;嘱其避免受凉、长时间坐卧以及加强对各个骨关节的保护。

第九节　眩　　晕

眩晕多由风阳上扰或痰瘀内阻或气血亏虚,致清阳不升而出现脑窍失养、脑髓不充,继而引起头晕目眩、视物旋转。目眩是指眼花或眼前发黑,头晕是指感觉自身或外界景物旋转,二者常并见,故统称为眩晕。本病多见于西医良性位置性眩晕、内耳性眩晕、颈椎病、椎-基底动脉系统血管病及高血压病、脑动脉硬化、贫血等疾病。

一、中医认识

肝风内动引起的眩晕以及各种风病引起震颤的眩晕,都属于肝病的范畴。历代医家认为,肝郁太过致肝阳上扰,肝风内动而有眩晕、耳鸣之病。《素问·至真要大论》曰:"诸风掉眩,皆属于肝。"《素问·六元正纪大论》曰:"木郁之发,太虚埃昏,云物以扰,大风乃至,屋发折木,木有变。故民病胃脘当心而痛,上支两胁,膈咽不通,食饮不下,甚则耳鸣眩转,目不识人,善暴僵仆。"《素问·标本病传论》曰:"肝病头目眩,胁支满……"《素问·五常政大论》云:"木曰发生:发生之纪,是谓启陈,土疏泄,苍气达,阳和布化,阴气乃随,生气淳化,万物以荣,其化生,其气美,其政散,其令条舒,其动掉眩巅疾……其经足厥阴少阳,其藏肝脾……其病怒……"

金代医家刘完素力主火热,认为风火致眩。《素问·玄机原病式》云:"掉,摇也。眩,昏乱旋运也。风主动故也。所谓风气甚,而头目眩运者,由风木旺,必是金衰不能制木,而木复生火,风火皆属阳,多为兼化,阳主乎动,两动相搏,则为之旋转。故火本动也,焰得风则自然旋转……故春分之后,风火相搏,则多起飘风,俗谓之旋风是也,四时多有之。由五运六气千变万化,冲荡击搏,推之无穷,安得失时而便谓之无也。但有微甚而已。人或乘车跃马、登舟环舞而眩运者,其动不正,而左右纡曲,故《经》曰:曲直动摇,风之用也。眩运而呕吐者,风热甚故也。"

肾生髓,脑为髓海,由肾精亏虚而致者多为髓海不足,如《灵枢·海论》曰:"髓海不足,则脑转耳鸣,胫酸眩冒,目无所见,懈怠安卧。"《灵枢·口问》曰:"故邪之所在,皆为不足。故上气不足,脑为之不满,耳为之苦鸣,头为之苦倾,目为之眩……"心肾之病亦可导致眩晕,如《素问·至真要大论》曰:"太阴司天,湿淫所胜……时眩……病本于肾。"

痰饮停聚,一方面可使气机阻滞,清阳不升;另一方面,亦可上蒙清窍而引发眩晕。如《伤寒论》第 67 条:"伤寒,若吐、若下后,心下逆满,气上冲胸,起则头眩……";第 92 条:"太阳病发汗,汗出不解,其人仍发热,心下悸,头眩……"。又如《金匮要略·痰饮咳嗽病脉证并治第十二篇》第 16 条:"心下有痰饮,胸胁支满,目眩,苓桂术甘汤主之。";第 25 条:"心下有支饮,其人苦冒眩,泽泻汤主之。";第 31 条:"假令瘦人脐下有悸,吐涎沫而癫眩,此水也,五苓散主之。"另如《金匮要略·妇人妊娠病脉证并治》第 8 条:"妊娠有水气,身重,小便不利,洒淅恶寒,起则头眩……"

阴虚不能敛阳,致孤阳上越,可上冲于脑,发为眩晕。如《金匮要略·呕吐哕下利病脉证并治》曰:"下利脉沉而迟,其人面少赤,身有微热,下利清谷者,必郁冒,汗出而解,病人必微厥。所以然者,其面戴阳,下虚故也。"

《诸病源候论·目眩候》认为:"五脏六腑之精华,宗脉之所聚也。筋骨血气之精,与脉并为目系,系上属于脑。若腑脏虚,风邪乘虚随目系入于脑,则令脑转而目系急,则目而眩也。"

唐代孙思邈认为,痰热互结可致动风,风心相乱后致眩。如《备急千金要方·风眩》云:"徐嗣伯论曰:夫风眩之病,起于心气不定,胸上蓄实,故有高风面热之所为也。痰热相感而动风,风火相乱则闷瞀,故谓之风眩。"

眩晕的成因,元代朱丹溪认为"无痰则不作眩",其在《丹溪心法·头眩》中说:"头眩,痰挟气虚并火,治痰为主,挟补气药及降火药。无痰则不作眩,痰因火动,又有湿痰者,有火痰者。"

宋代陈无择在《三因极一病证方论》中谈及眩晕的病因:外因多为外邪侵袭三阳经,邪入脑所致;内因多为七情所伤,使脏气不行,郁而生痰,痰气上逆所致;不内外因则多致下虚上实之证,即"方书所谓头面风者,即眩晕是也。然眩晕既涉三因,不可专为头面风,如中伤风寒暑湿在三阳经,皆能眩人,头重项强,但风则有汗,寒则掣痛,暑则热闷,湿则重着,吐逆眩倒,属外所因;喜怒忧思,致脏气不行,郁而生涎,涎结为饮,随气上厥,伏留阳经,亦使人眩晕呕吐,眉目疼痛,眼不得开,属内所因;或饮食饥饱,甜腻所伤,房劳过度,下虚上实,拔牙金疮,吐衄便利,去血过多,及妇人崩伤,皆能眩晕,眼花屋转,起而眩倒,属不内外因。治之各有法。"

南宋时期严用认为,眩晕的病机中心在于肝,为肝风之病。他在《严氏济生方》中说:"《素问》云:'诸风掉眩,皆属于肝。'则知肝风上攻,必致眩晕。所谓眩晕者,眼花屋转,起则眩有汗及其不可开血,皆治中风头眩,恶风自汗,或身体不仁……由此观之,六淫外感,七情内伤,皆能导致。当以外证与脉别之,风则脉浮,有汗,项强不仁;寒则脉紧,无汗,筋挛掣痛;暑则脉虚,烦闷,湿则脉细,沉重,吐逆。及其七情所感,遂使脏气不平,郁而生涎,结而为饮,随气上逆,令人眩晕,眉棱骨痛,眼不可开,寸脉多沉,有此为异耳。与夫疲劳过度,下虚上实,金疮吐衄便利,及妇人崩中去血,皆令人眩晕,随其所因治之,乃活法也。"

朱丹溪力倡眩晕"无痰不作眩"的病机,《丹溪心法·头眩》曰:"头眩,痰挟气虚并火,治痰为主,挟补气药及降火药。无痰则不作眩,痰因火动。"他认为,痰有湿痰与火痰之别,治疗当"治痰为先,兼以补气降火""又有湿痰者,有火痰者。湿痰者,多宜二陈汤。火者,加酒芩。挟气虚者,相火也,治痰为先,挟气药降火,如东垣半夏白术天麻汤之类不可当者,以大黄酒炒为末,茶汤调下,火动其痰,用二陈加黄芩、苍术、羌活,散风行湿。左手脉数热多,脉涩有死血;右手脉实有痰积,脉大是久病(久一作虚)。久病之人,气血俱虚而脉大,痰浊不降也。"

明代张介宾以病程长短辨其有邪无邪,主张"无虚不作眩,当以治虚为主"和"凡诊头痛者,当先审久暂,次辨表里。盖暂痛者,必因邪气;久病者,必兼元气。以暂病言之,则有表邪者,此风寒外袭于经也,治宜疏散,最忌清降;有里邪者,此三阳之火炽于内也,治宜清降,最忌升散,此治邪之法也。其有久病者,则或发或愈,或以表虚者,微感则发,或以阳胜者,微热则发,或以水亏于下,而虚火乘之则发,或以阳虚于上,而阴寒胜之则发,所以暂病者当重邪气,久病者当重元气,此固其大纲也。然亦有暂病而虚者,久病而实者,又当因脉、因证而详辨之,不可执也。"

二、诊断依据

《中医内科病证诊断疗效标准》(ZY/T001. 1 - 94)认为眩晕病诊断依据有 5 点。

(1)头晕目眩,视物旋转,轻者闭目即止,重者如坐车船,甚则仆倒。

(2)可伴恶心呕吐,眼球震颤,耳鸣耳聋,汗出,面色苍白等。

(3)慢性起病逐渐加重,或急性起病,或反复发作。

（4）测血压,查血红蛋白、红细胞计数及心电图、电测听、脑干诱发电位、眼震电图及颈椎 X 线摄片、经颅多普勒等有助明确诊断。有条件应做 CT、磁共振检查。

（5）注意排除肿瘤、严重血液病等。

三、证候分类

（1）《中医内科病证诊断疗效标准》(ZY/T001.1－94)将眩晕分为 4 个证型。

①风阳上扰证:眩晕耳鸣,头痛且胀,易怒,失眠多梦,或面红目赤,口苦,舌红,苔黄,脉弦滑。

②痰浊上蒙证:头重如裹,视物旋转,胸闷作恶,呕吐痰涎,苔白腻,脉弦滑。

③气血亏虚证:头晕目眩,面色淡白,神倦乏力,心悸少寐,舌淡,苔薄白,脉弱。

④肝肾两虚证:眩晕久发不已,视力减退,少寐健忘,心烦口干,耳鸣,神倦乏力,腰酸膝软,舌红,苔薄,脉弦细。

（2）十三五规划教材《中医内科学》将眩晕分 5 个证型。

①肝阳上亢证:眩晕,耳鸣,头目胀痛,口苦,失眠多梦,遇烦劳郁怒而加重,甚则仆倒,颜面潮红,急躁易怒,肢麻震颤,舌红,苔黄,脉弦或数。

②气血亏虚证:眩晕动则加剧,劳累即发,面色㿠白,神疲乏力,倦怠懒言,唇甲不华,发色不泽,心悸少寐,纳少腹胀,舌淡,苔薄白,脉细弱。

③肾精不足证:眩晕日久不愈,精神萎靡,腰酸膝软,少寐多梦,健忘,两目干涩,视力减退;或遗精滑泄,耳鸣齿摇;或颧红咽干,五心烦热;或面色㿠白,形寒肢冷,舌红,少苔,脉细数,或舌淡嫩,苔白,脉弱尺甚。

④痰湿中阻证:眩晕,头重昏蒙,或伴视物旋转,胸闷恶心,呕吐痰涎,食少多寐,舌苔白腻,脉濡滑。

⑤瘀血阻窍证:眩晕,头痛,健忘,失眠,心悸,精神不振,耳鸣耳聋,面唇紫暗,舌暗有瘀斑,脉涩或细涩。

四、医案

案 1 张某,女性,56 岁,2019 年 9 月 11 日就诊。

主诉:反复头晕,视物旋转 1 年余。

现病史:1 年前患者突发头晕、目眩,视物旋转,如坐舟船,闭眼后可稍缓解,伴头重如裹,恶心欲吐,右耳闷胀,听力下降,食欲减退,舌体胖,苔白腻,脉弦滑,在外院诊断为梅尼埃病,予西药(倍他司汀 4 mg tid)治疗,效果不明显。既往有高血压病病史,平素喜食肥甘厚腻,体形肥胖,为求进一步治疗到我院就诊。

初诊:头晕,视物旋转,近日加重。

诊断:西医诊断为梅尼埃病;中医诊断为眩晕,痰湿中阻证。

治法:西医予苯磺酸氨氯地平片 5 mg qd 控制血压;中医予通脉温阳灸化痰祛湿、健脾和胃,每次施灸 1.5 小时,每周治疗 1 次,以姜末为隔衬物。

具体操作方法:刺灸法,取穴百会、中脘、丰隆(双侧)、内关(双侧)、颈夹脊、胸夹脊(双侧)、耳门、听宫、听会(右侧),用泻法以健脾化痰、疏通经络;百会用温和灸法以升阳止晕,下位颈椎颈夹脊及上位胸椎胸夹脊向上深刺,针感酸胀;耳门、听宫、听会针尖向外耳道方向。

2019 年 9 月 18 日二诊:头晕较前明显好转,未再出现视物旋转,无头重如裹,右耳闷胀缓解,食欲、听力较前改善,腹胀,舌体淡胖,苔白微腻,脉滑,测血压 130/75 mmHg。中西医治疗同前,并针刺取穴加中脘,行温针灸。

2019 年 9 月 25 日三诊:患者基本痊愈,无头晕、视物旋转,听力好转,苔薄白,脉细,测血压 125/75 mmHg。停针刺治疗,予通脉温阳灸每周 1 次,连续又治疗 4 次,患者诸症好转,回访未复发。

按语:肥人多痰湿,患者体形肥胖,痰湿内盛,又平素喜食肥甘,内生痰湿,痰湿阻于中焦,脾虚不能升清,痰湿上蒙清窍,脾胃升降失常,清阳不升,浊阴不降,脑窍失养,发为本病。梅尼埃病是一种特发性内耳疾病,主要病理改变为膜迷路积水,临床表现为反复发作的旋转性眩晕、波动性听力下降、耳鸣和耳闷胀感。本病多发生于 30~50 岁的中青年人,儿童少见。男女发病无明显差别。病因包括各种感染因素(细菌、病毒等)、损伤(包括机械性损伤或声损伤)、耳硬化症、梅毒、遗传因素、过敏、肿瘤、白血病及自身免疫病等。本病辨病、辨证明确,中医予通脉温阳灸以温阳健脾、祛痰化湿,针刺疏通经络,标本兼治,经 7 周治疗,症状明显好转,回访未见复发。

案 2 丁某,女性,56 岁,2018 年 3 月 15 日就诊。

主诉:反复头晕、目眩 1 个多月。

现病史:患者 1 个多月前因工作繁重、自觉体力不支,转头时突发头晕、目眩,视物旋转,无耳聋耳鸣,体形消瘦,神疲乏力,面色不华,食欲不振。在外院诊断为"良性阵发性位置性眩晕"。经手法复位治疗后,症状好转,但随后又有复发。

初诊:近 1 个月头晕、目眩发作 3 次。查体:眼震(+),舌淡红,苔薄白,脉细弱。

诊断:西医诊断为良性阵发性位置性眩晕;中医诊断为眩晕,气血亏虚证。

治法:西医予异丙嗪 25 mg qd 镇静治疗;中医予通脉温阳灸补益气血、调养心脾,每次施灸 1.5 小时,每周治疗 1 次,以姜末为隔衬物。嘱其饮食宜清淡、富于营养,同时劳逸结合,少低头。

具体操作方法:刺灸法,百会灸架灸,每次施灸 40 分钟,腹部隔姜脐腹灸,隔日 1 次,每次治疗 1 小时。

2018 年 3 月 22 日二诊:头晕较前好转,无视物旋转,无耳鸣耳聋,仍有全身乏力,食欲改善,二便调,舌质红,苔薄白,脉沉细。中西医治疗同前。

2018年3月29日三诊:劳累时偶有头晕,无视物旋转,无耳鸣耳聋,食可,眠安,二便调。继续原方案治疗3次,回访头晕未复发。

按语:良性阵发性位置性眩晕又称为管石症或耳石症,是指头部迅速运动至某一特定头位时出现的短暂阵发性发作的眩晕和眼震,为常见的前庭末梢器官病变。患者因体质虚弱,气血亏虚,清阳不展,脑窍失养而发为本病。脾胃为后天之本,气血生化之源,脾虚不能运化水谷精微,气血亏虚,脑神失养,发为本病。气血亏虚证症见心悸少寐、面色㿠白、唇甲不华、发色不泽、神疲乏力、倦怠懒言、纳少腹胀等一派气血亏虚之象。治以健脾益气为本。百会为治疗头晕的经验穴,脐腹灸在腹部施灸,行隔姜末施灸,温胃止呕,以通脉温阳灸调理五脏六腑,温补脾阳肾阳,标本兼治。

案3 王某,男性,63岁,2019年5月17日就诊。
主诉:反复头晕10余年,加重2周。
现病史:患者10年前突发头晕,头痛,休息后不能缓解,在社区门诊测血压170/110 mmHg,诊断为"高血压病",但未正规服药。后头晕反复发作,2周前因心情不佳致头晕再次发作,外院头颅CT示未见梗死灶、出血病灶,测血压155/100 mmHg,予降血压治疗(硝苯地平控释片30 mg qd和倍他司汀4 mg tid),症状有所改善,但仍有发作,为求进一步诊治就诊我院。
初诊:现患者头晕,头两侧太阳穴胀痛,心烦易怒,失眠多梦,或面红目赤,口苦,舌红,苔薄黄,脉弦滑。
诊断:西医诊断为高血压病;中医诊断为眩晕,风阳上扰证。
治法:西医予硝苯地平控释片30 mg qd降血压;中医予通脉温阳灸化痰熄风、滋阴潜阳,每次施灸1.5小时,每周治疗1次,以姜末为隔衬物。嘱患者调畅情志,饮食清淡、富于营养,劳逸结合,少低头。

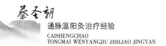

具体操作方法：刺灸法，百会灸架灸，每次施灸 40 分钟，每日 1 次。

2019 年 5 月 22 日二诊：头晕、头痛较前缓解，情绪稳定，食欲尚可，眠安，二便调，舌红，苔薄白，脉弦。测血压 130/80 mmHg。中西医治疗同前。

2019 年 5 月 29 日三诊：无头晕头痛不适，心情舒畅，食可，眠安，二便调。测血压 120/80 mmHg，舌淡红，苔薄白，脉缓。中西医治疗同前，予以巩固。

按语：眩晕是指发生于自身与周围物体之间的运动幻觉，严重影响患者生存质量。本病分中枢性眩晕和周围性眩晕两类，其中约 80% 的眩晕为周围性眩晕。周围性眩晕包括良性阵发性位置性眩晕、前庭神经元炎、梅尼埃病等；中枢性眩晕包括血管性疾病，如小脑或脑干出血、梗死，椎-基底动脉系统短暂性脑缺血，锁骨下动脉盗血综合征和肿瘤等。本例患者发病前因心情不佳，肝气郁结，郁而化火，致肝阳、肝风上扰脑窍，脑神不安而发为本病。肝阳上扰症见眩晕、耳鸣、头目胀痛，遇烦劳郁怒而加重，颜面潮红，急躁易怒，失眠多梦，甚则仆倒，肢麻震颤，口苦等，这是诊断本病证型的依据。治以平肝潜阳，清火熄风。百会为诸阳之会，艾灸百会可温通周身之阳气，通脉温阳灸可温肾健脾，补益肝肾，标本兼治，临床疗效确切。

案 4　王某，男，60 岁，2019 年 5 月 17 日就诊。

主诉：眩晕耳鸣、头胀痛 1 年余。

现病史：患者 1 年前出现突发眩晕，伴有耳鸣、头胀痛，测血压 175/100 mmHg，在院外诊断为"高血压病"，予降压对症治疗后症状好转。病程中每因烦劳恼怒而病情加剧，血压波动范围较大，测血压多在 140～170/90～100 mmHg，为求进一步诊治就诊我院。

初诊：患者眩晕，无视物旋转，视力减退，健忘，心烦口干，耳鸣，神倦乏力，腰酸膝软，少寐，纳可，二便调，舌质红，苔薄白，脉弦细。

颅脑 CT 示腔隙性脑梗死。

诊断：西医诊断为高血压病；中医诊断为眩晕，肝肾两虚证。

治则：西医予以苯磺酸氨氯地平片 5 mg qd 降血压，中医予通脉温阳灸熄风止眩、滋补肝肾，每次施灸 1.5 小时，每周治疗 1 次，以姜末为隔衬物。嘱患者调畅情志，饮食清淡，劳逸结合。

2019 年 5 月 24 日二诊：眩晕较前缓解，测血压 125/75 mmHg，余症减轻。

2019 年 5 月 31 日三诊：眩晕、健忘、心烦口干、耳鸣、神倦乏力、腰酸膝软、少寐等明显改善，现血压多在 120/70 mmHg。1 个月后回访症状无复发。

按语：肝藏血，肾藏精，精血同源，肝为风木之脏，体阴用阳，依赖肾水的滋养，故阴血充足，则阳潜风静，肝气调和。本例患者系肝肾阴虚，阴虚阳亢，肝阳上亢化风，阴虚动风，上扰清窍，发为眩晕。中医治以平肝潜阳，滋补肝肾之阴，以通脉温阳灸调理五脏六腑，滋阴补肝肾，并嘱患者调畅情志，则肝气和，阴血充，才能实现"阳潜风熄，眩晕自除"。

第十节　中　　风

中风是以半身不遂、肌肤不仁、口舌歪斜、言语謇涩，甚则突然昏仆，不省人事为主要表现的疾病。因其发病骤然，变化迅速，具有"风性善行而数变"的特点，故名中风。本病多因气血逆乱而致脑脉痹阻或血溢于脑，属西医缺血性脑血管病、出血性脑血管病的范围。

一、中医认识

《黄帝内经》始称本病为"煎厥""仆击""偏枯""薄厥""大厥"，认为本病的发生与虚邪外袭、膏粱饮食、情绪失控等有关。《素问·脉解》曰:"内夺而厥,则为喑痱,此肾虚也。少阴不至者,厥也。"《灵枢·刺节真邪》云:"虚邪偏客于身半……发为偏枯"。《素问·通评虚实论》云:"仆击、偏枯……肥贵人则膏粱之疾也。"《素问·生气通天论》云:"大怒则形气绝,而血菀于上,使人薄厥。"其病机多为"血之与气,并走于上",预后多不良。如《素问·调经论》云:"血之与气,并走于上,则为大厥。厥则暴死。气复反则生,不反则死。"中风病机与肝木过旺、化火生风有关,如《素问·至真要大论》曰:"诸风掉眩,皆属于肝。"

东汉张仲景在《金匮要略·中风历节病脉证并治》始有"中风"病名及专篇,对中风的病因病机、临床特征、诊断和治疗有较深入的论述。如《金匮要略·中风历节病脉证并治》中认为,"夫风之为病,当半身不遂,或但臂不遂者,此为痹。脉微而数,中风使然""寸口脉浮而紧,紧则为寒,浮则为虚,寒虚相搏,邪在皮肤。浮者血虚,络脉空虚,贼邪不泻,或左或右,邪气反缓,正气即急,正气引邪,喁僻不遂。邪在于络,肌肤不仁,邪在于经,即重不胜;邪入于府,即不识人,邪入于藏,舌即难言,口吐涎",意即将半身不遂症状称为"中风",并有"邪在于络""邪在于经"和"邪入于腑""邪入于脏"之分类。

唐宋以前,医家多以"内虚邪中"立论。唐宋以后,尤其是金元时期,医家以"内风"立论。唐代孙思邈在《千金要方·论杂风状》中沿用了《黄帝内经》的观点,即"岐伯中风大法有四:一曰偏枯,二曰风痱,三曰风懿,四曰风痹。"他在《千金翼方》中提出,中风的病因乃"心神劳倦、嗜欲妄念、饮食不节……人不能用心谨慎,遂得风病,半身不遂,言语不正,庶事皆废,此为猥退病……当须绝于思虑,省于言语,为于无为,乃可求愈。"

金代刘河间在《素问玄机原病式·火类》中论述风病病因为"心火暴甚",即"所以中风瘫痪者,非谓肝木之风实甚而卒中之也,亦非外中于风尔。由乎将息失宜而火暴甚,肾水虚衰不能制之,则阴虚则阳实,而热气怫郁,心神昏冒,筋骨不用而卒倒无所知也。"明代赵献可认同刘完素的中风发病"心火暴甚"理论,认为"火为末,肾为本,下焦肾水不足,不能上济心阴,无以制心火",从而引发"心火暴甚"。他在《医贯·主客辨疑·中风论》中云:"观刘氏之论,则以风为末,而以火为本。世之尊刘氏者,专以为刘氏主火之说,殊不知火之有余,水之不足也。刘氏原以补肾为本,观其地黄饮子之方可见矣,故治中风,又当以真阴虚为本。舌暗不能言,足废不能行,此谓少阴气厥不至,急当温之,名曰痱证。"

李东垣在《医学发明·中风有三》中提出"正气自虚",他在《医学发明》中说:"中风者,非外来风邪,乃本气自病也。凡人年逾四旬,气衰者多有此疾,壮岁之际无有也。若肥盛则间有之,亦形盛气衰者如此。中血脉则口眼㖞斜,中腑则肢节废,中脏则性命危。"《黄帝内经》云:"人年四十而阴气自半,正以阴虚为言也。夫人生于阳而根于阴,根本衰则人必病,根本败则人必危。所谓根本者,即真阴也。"

朱丹溪在《丹溪心法·论中风》中提出:"中风发病乃湿痰生热,按内经以下,皆谓外中风邪,然地有南北之殊,不可一途而论,惟刘守真作将息失宜,水不能制火,极是。由今言之,西北二方,亦有真为风所中者,但极少尔,东南之人,多是湿土生痰,痰生热,热生风也。"朱丹溪在《丹溪心法附余·中风》中提出:"予尝见中风之证,多是老年因怒而成。盖老年肾水真阴衰,火寡于畏,适因怒动肝火,火无所制,得以上升,心火得助,邪热暴甚,所以僵仆不知人事。火载痰上,所以舌强不语,口眼㖞斜,痰涎壅盛也。"

元末明初医家王履在《医经溯洄集·中风辨》中提出:"因于风者,真中风也;因于火、因于气、因于湿者,类中风。"

明代张介宾在《景岳全书·非风》中明确提出"中风非风"说,认为中风乃"内伤积损"所致。他在《景岳全书·非风》中指出:"非风一证,即时人所谓中风证也。此证多见卒倒,卒倒多由昏愦,本皆内伤积损颓败然,原非外感风寒所致。而古今相传,咸以中风名之,其误甚矣。"他提出中风病的病因病机为"凡病此者,多以素不能慎,或七情内伤,或酒色过度,先伤五脏之真阴,阴亏于前而阳损于后,阴陷于下而阳泛于上,以致阴阳相失,精气不交,所以忽尔昏愦,卒然仆倒"。

　　明代李中梓在《医宗必读·卷六》中将中风重证分为闭证和脱证，即"凡中风昏倒……若口开心绝，手撒脾绝，眼合肝绝，遗尿肾绝，声如鼾肺绝，即是脱证；更有吐沫，直视，肉脱，筋骨痛，发直，摇头上窜，面赤如妆，汗出如珠，皆脱绝之证。"

　　清代医家叶天士在《临证指南医案·卷一·中风》中创立"水不涵木，肝阳化风"之说，阐明内风是身中阳气之变动，提出中风"乃身中阳气之变动。肝为风脏，因精血衰少，水不涵木，木少滋荣，故肝阳偏亢，内风时起"。《临证指南医案》认为，"肾窍失司，显然虚象。凡肾液虚耗，肝风鸱张，身肢麻木，内风暗袭。多有痱中之累，肾虚液少，肝风内动，为病偏枯，非外来之邪。"

　　清代沈金鳌提出"因痰而中"，认为多食肥甘厚味，或饥饱失宜，或偏食日久，以致中焦脾胃虚弱，运化、腐熟功能降低，痰湿中生，郁而不化，致血脉运行不畅，发为中风。《杂病源流犀烛·中风源流》曰："肥人多中风……人肥则腠理致密则而多郁滞……故多卒中也。"

　　清代王清任提出气虚血瘀为中风病的病因病机，创立补阳还五汤。他在《医林改错》中云："元气既虚，必不能达于血管，血管无气，必停留而瘀。以一气虚血瘀之症……"

　　近代医家张伯龙、张山雷、张锡纯进一步认识到，本病主要为肝阳化风致气血上逆、直冲犯脑而致。张伯龙认为，中风的病因为肝阳上亢引动肝风。《雪雅堂医案》云："皆由木火内动，肝风上扬……肢体不用诸证。"张山雷认为，中风病病因是血冲入脑，病机为肝阳上亢，气血上行，并指出"肥甘太过……致为暴仆偏枯，猝然而发……名以膏粱之疾。"张锡纯认为，中风有真中、类中之别，他在《医学衷中参西录医方·治内外中风方》提到："外受之风为真中风，内生之风为类中风"。真中风的病机多因"五内大虚，或禀赋素虚，或劳力劳神过度，风自经络袭入，直透膜原而达脏腑，令脏腑各失其职"而致；类中风的病机为"此因肝木失和风自肝起，又加以肺气不降，肾气不摄，冲气胃气又复上逆""真中风证极少，类中风者极多，中风证百人之中，真中风不过一二人"。

二、诊断依据

《中医内科病证诊断疗效标准》(ZY/T001. 1 - 94)提出中风的诊断依据有以下 4 点。

(1)以半身不遂、口舌歪斜、舌强言謇、偏身麻木,甚则神志恍惚、迷蒙、神昏、昏愦为主症。

(2)发病急骤,有渐进的发展过程。病前多有头晕头痛、肢体麻木等先兆。

(3)常有年老体衰、劳倦内伤、嗜好烟酒膏粱厚味等因素(每因恼怒、劳累、酗酒、感寒等)诱发。

(4)测血压,做神经系统、脑脊液及血常规、眼底等检查。有条件者做 CT、磁共振检查。

三、证候分类

《中医内科病证诊断疗效标准》(ZY/T001. 1 - 94)根据患者是否有神志异常,将中风分为中经络、中脏腑两类。

1. 中经络

(1)肝阳暴亢证:半身不遂,舌强语謇,口舌歪斜,眩晕,头痛,面红目赤,心烦易怒,口苦咽干,便秘尿黄,舌红或绛,苔黄或燥,脉弦有力。

(2)风痰阻络证:半身不遂,口舌歪斜,舌强言謇,肢体麻木或手足拘急,头晕目眩,舌苔白腻或黄腻,脉弦滑。

(3)痰热腑实证:半身不遂,舌强不语,口舌歪斜,口黏痰多,腹胀便秘,午后面红烦热,舌红,苔黄腻或灰黑,脉弦滑大。

(4)气虚血瘀证:半身不遂,肢体软弱,偏身麻木,舌歪语謇,手足肿胀,面色淡白,气短乏力,心悸自汗,舌质暗淡,苔薄白或白腻,脉细缓或细涩。

（5）阴虚风动证：半身不遂，肢体麻木，舌强语謇，心烦失眠，眩晕耳鸣，手足拘挛或蠕动，舌红或暗淡，苔少或光剥，脉细弦或数。

2.中脏腑

（1）风火蔽窍证：突然昏倒，不省人事，两目斜视或直视，面红目赤，肢体强直，口噤，项强，两手握紧拘急，甚则抽搐，角弓反张，舌红或绛，苔黄而燥或焦黑，脉弦数。

（2）痰火闭窍证：突然昏倒，昏愦不语，躁扰不宁，肢体强直，痰多息促，两目直视，鼻鼾身热，大便秘结，舌红，苔黄厚腻，脉滑数有力。

（3）痰湿蒙窍证：突然神昏迷睡，半身不遂，肢体瘫痪不收，面色晦垢，痰涎涌盛，四肢逆冷，舌质暗淡，苔白腻，脉沉滑或缓。

（4）元气衰败证：神昏，面色苍白，瞳神散大，手撒肢逆，二便失禁，气息短促，多汗肤凉，舌淡紫或萎缩，苔白腻，脉散或微。

四、医案

案1　宗某，男性，60岁，2018年4月6号初诊。

主诉：左侧肢体活动不利1个多月。

现病史：患者1个多月前突发左侧肢体活动不利，言语不利，无二便失禁，无意识障碍，家人急送至外院急诊，头颅MRI示脑梗死，予清除自由基、降血压、稳定斑块、抗血小板聚集等对症治疗，后患者病情平稳，遗留左侧肢体活动不利。患者既往有"高血压病"病史15年，平素易感冒，为求进一步康复治疗就诊我院。

初诊：现患者神疲，半身不遂，手足肿胀，面色淡白，气短乏力，心悸自汗，纳差，二便调。查体：血压130/80 mmHg，左侧肢体肌张力减弱，左侧上下肢体肌力Ⅲ级，右侧肢体肌力、肌张力正常，左侧巴氏征（＋），舌暗淡，苔薄白，脉弱。

诊断：西医诊断为脑梗死；中医诊断为中风，中经络，气虚血瘀证。

治法:西医予基础治疗降血压、稳定斑块、抗血小板聚集等,中医予通脉温阳灸以益气温阳、活血化瘀通络,每次施灸 1.5 小时,每周治疗 1 次,以姜末为隔衬物,同时嘱患者劳逸结合,适当锻炼。

具体操作方法:针刺疗法,取穴百会、四神聪、廉泉、中脘、气海,左上肢取穴肩髃、曲池、手三里、合谷,左下肢取穴伏兔、阳陵泉、阴陵泉、三阴交、太冲。平补平泻手法,得气后留针 30 分钟,行针 1 次,6 次为 1 个疗程,两个疗程间隔 1 日。

2018 年 4 月 13 日二诊:左侧肢体活动改善,手足肿胀减轻,气短、乏力缓解,心悸、自汗缓解,纳可,二便调,睡眠尚可,舌淡红,苔薄白,脉沉。查体:左侧下肢肌张力较前增强,左侧上下肢体肌力Ⅲ级$^+$,右侧肢体肌力肌张力正常,左侧巴氏征(+),中西医治疗同前。

2018 年 4 月 20 日三诊:左侧肢体活动改善,手足肿胀减轻,气短乏力缓解,心悸、自汗缓解,纳可,二便调,睡眠尚可,舌淡红,苔薄白,脉沉。查体:左侧下肢肌张力较前增强,左侧上下肢体肌力Ⅲ级$^+$,右侧肢体肌力、肌张力正常,左侧巴氏征(+),中西医治疗同前。

按语:根据神志是否清醒,中风病分中脏腑和中经络。急性期发病急骤,变化多端,病情变化迅速且凶险,恢复期病情平稳。本例患者平素体虚多病,脾虚气血生化乏源,气虚无力推动血行,血行瘀滞,脑脉不通,脑窍失养,发为本病。蔡圣朝教授认为,中风病的成因主要与痰、火、风、虚、瘀有关。本病临床症状复杂多样,病机转化迅速,体现了风性善行数变的特性。清代沈金鳌在《杂病源流犀烛·中风源流》中明确指出:"盖中脏者病在里,多滞九窍……中腑者病在表,多著四肢。"《金匮要略》云:"邪在于络,肌肤不仁;邪在于经,即重不胜;邪入于腑,即不识人;邪入于脏,舌即难言,口吐涎。"本病治疗一是以通脉温阳灸温补阳气以扶正,二是以针刺疏通偏瘫侧肢体经络,于任督脉穴位调任复元,通督调神。

案2 杭某,男性,57岁,2018年10月7日初诊。

主诉:左侧肢体活动不利5个月。

现病史:5个月前患者突然出现左侧肢体活动不利,肢体麻木,头痛,无恶心呕吐、无二便失禁、无昏迷,家人急送患者至外院,查CT示右侧丘脑出血,经系统治疗生命体征平稳后出院,遗留左侧肢体活动不利,左侧上下肢麻木,言语尚清晰,二便调。出院后在多家医院进行康复治疗,为求进一步治疗就诊我院。

初诊:现患者左侧半身不遂,左侧半身麻木,头晕目眩,喉间痰鸣。查体:神清,精神可,左侧肢体肌力Ⅲ级$^+$,肌张力低下,左侧腱反射减弱,左侧巴氏征(+),舌暗红,舌下瘀点瘀斑并脉络迂曲,舌苔白腻,脉弦滑。

诊断:西医诊断为脑出血恢复期;中医诊断为中风,中经络,风痰瘀阻证。

治法:西医予对症治疗;中医予通脉温阳灸以祛风化痰、化瘀通络,每次施灸1.5小时,每周治疗1次,以姜末为隔衬物;嘱患者劳逸结合,适当进行肢体功能锻炼。

具体操作方法:针刺疗法,取穴百会、四神聪、廉泉、中脘、气海,左上肢取穴肩髃、曲池、手三里、合谷,左下肢取穴伏兔、阳陵泉、阴陵泉、丰隆、三阴交、太冲。施以平补平泻手法,得气后留针30分钟,行针1次,6次为一个疗程,2个疗程间隔1日。

2018年10月14日二诊:头晕目眩症状较前好转,喉间痰鸣缓解,左侧肢体运动功能及偏身麻木缓解,二便调。查体:神清,精神可,左侧肢体肌力Ⅲ级$^+$,肌张力低下,左侧腱反射减弱,左侧巴氏征(+),舌暗红,舌下瘀点瘀斑并脉络迂曲,苔白腻,脉滑。中西医治疗同前。

2018年10月24日三诊:左侧下肢活动功能较前好转,头晕目眩及喉间痰鸣好转,左侧偏身麻木好转,二便调,纳可,睡眠尚可,舌暗红,舌下瘀点瘀斑,舌下脉络迂曲,苔薄白,脉沉细。又经原方案2

周治疗,患者肢体运动功能及感觉障碍明显好转。

按语:患者平素肝肾阴虚,阴不制阳,肝阳上亢,肝阳化风,病变脏腑在肝,"诸风掉眩,皆属于肝";久病伤及脾胃,脾胃损伤,则不能运化水湿,聚湿成痰,痰阻血瘀,瘀血内生,肝风挟痰,瘀阻脑脉,扰动脑窍,发为本病。本病以通脉温阳灸调理脏腑,扶持人体正气,以消风化痰散瘀;针刺疏通偏瘫侧肢体经络,活血化瘀,于任督脉穴位调任复元,通督调神。

案3 朱某,男性,62岁,2018年12月3日就诊。

主诉:右侧肢体活动不利近4个月。

现病史:患者于2018年8月1日出现右侧肢体瘫软无力,言语不利,伴头晕,恶心欲吐,无昏迷及二便失禁,外院行颅脑CT示左侧基底节区梗死灶(急性期),诊断为急性脑梗死,予脱水降颅压、清除氧自由基、营养神经、抗血小板聚集等治疗,后病情平稳出院,遗有右侧上下肢体偏瘫,右足外翻,右侧面部及右上下肢麻木,为求进一步诊治就诊我院。

初诊:现患者半身不遂,右侧肢体麻木,心烦失眠,眩晕耳鸣,右足拘挛,饮食正常,睡眠正常,二便正常。查体:神清,精神可,右侧肢体肌张力正常,右侧肢体肌力Ⅲ级,肌张力正常,右侧腱反射活跃,右巴氏征(+),舌红,苔少,脉细弦。

诊断:西医诊断为脑梗死(恢复期);中医诊断为中风,中经络,阴虚风动证。

治法:西医予营养神经、抗血小板聚集等对症治疗;中医予通脉温阳灸祛风通络、滋补肝肾,每次施灸1.5小时,每周治疗1次,以姜末为隔衬物。嘱患者劳逸结合,调畅情志,适当进行肢体功能锻炼。

具体操作方法:针刺疗法,取穴百会、四神聪、廉泉、中脘、气海,右侧上肢取穴肩髃、曲池、手三里、合谷,右侧下肢取穴伏兔、阳陵泉、阴陵泉、三阴交、丘墟、太冲。施以平补平泻手法,得气后留针30分钟,行针1次,6次为一个疗程,两个疗程间隔1日。

2018 年 12 月 10 日二诊：心烦失眠、眩晕耳鸣缓解，左侧肢体运动功能及偏身麻木缓解，二便调。查体：神清，精神可，左侧肢体肌力Ⅲ级$^+$，肌张力低下，右侧腱反射减弱，右侧巴氏征（＋），舌暗红，舌下瘀点瘀斑并脉络迂曲，苔白腻，脉滑。中西医治疗同前。

2018 年 12 月 17 日三诊：右侧下肢活动功能好转，心烦失眠、眩晕耳鸣症状好转，右侧偏身麻木好转，二便调，纳可，睡眠尚可，舌暗红，舌下瘀点瘀斑，舌下脉络迂曲，舌苔薄白，脉沉细。又经 2 周原方案治疗，患者肢体运动功能及感觉障碍明显好转。

按语：本例患者素体肝肾阴虚，则体内阴不制阳，肝阳上亢则化风，《素问·至真要大论》云："诸风掉眩，皆属于肝"，可见肝风上扰脑窍，则神不守舍，而脑为元神之府，肝肾精血不足不能濡养脑神，故发为本病。本病的治疗原则是以通脉温阳灸调理脏腑，使阴血得补，则肝风自止；同时针刺疏通偏瘫侧肢体经络，活血化瘀，调理任督脉穴位以通督调神。

第十一节　心　　悸

心悸主要是指患者自觉心中悸动、惊惕不安，甚则不能自主的一种病症，多由劳累、激动等因素诱发。本病见于一些西医功能性疾病和器质性疾病，如心律失常。

一、中医认识

本病多因七情所伤、感受外邪、体质虚弱、饮食劳倦及药食不当等导致气血阴阳亏损，神失所养，或因痰、饮、火、瘀阻滞心脉，扰乱心神，心神不安，发为心悸。《类证治裁·怔忡惊恐论治》指出："心脾气血本虚，而致怔忡惊恐……"

《黄帝内经》中记载心悸可因宗气外泄而使心脉不通,加之突受惊恐或复感外邪而发病。如《素问·平人气象论》云:"乳之下,其动应衣,宗气泄也。"《素问·举痛论》云:"惊则心无所倚,神无所归,虑无所定,故气乱矣。"《素问·痹论》亦云:"脉痹不已,复感于邪,内舍于心""心痹者,脉不通,烦则心下鼓"。

心悸首见于东汉张仲景的《金匮要略》和《伤寒论》中,有"心下悸""心动悸""心中悸"及"惊悸"等之称。张仲景认为,本病病因有惊扰、水饮、虚劳及汗后受邪等,基本治法以炙甘草汤等治疗。《金匮要略·惊悸吐衄下血胸满瘀血病脉证治》云:"心下悸者,半夏麻黄丸主之。"《伤寒论·辨太阳病脉证并治》云:"发汗过多,其人叉手自冒心,心下悸,欲得按者,桂枝甘草汤主之。"

七情所伤相合脏腑,致气机逆乱,若患者平素心虚胆怯,突遇惊恐伤肾,忤犯心神,或长期忧思不解,心气郁结伤脾,或恐则气下伤肾,郁怒、大怒则气上伤肝,心血不足不能养神,痰火扰心,心神不宁皆可引起心悸。宋代严用和在《济生方·惊悸论治》中云:"惊悸者,心虚胆怯之所致也。"

金元时期朱丹溪认为,心悸的发病是由于心血不足、心神失养所致。如《丹溪心法·惊悸怔忡》所言:"人之所主者心,心之所养者血,心血一虚,神气不守,此惊悸之所肇端也。"除了血虚,痰火扰神亦是心悸之因,"惊悸者血虚,惊悸有时,以朱砂安神丸""怔忡者血虚,怔忡无时,血少者多,有思虑便动,属虚;时作时止者,痰因火动"。清代吴澄在《不居集·怔忡惊悸健忘善怒善恐不眠》中亦认为心悸多为痰火所致,即"心者,身之主,神之舍也。心血不足,多为痰火扰动"。明代戴思恭在《秘传证治要诀及类方》中提及惊悸、怔忡,云:"怔忡……俗谓心忡脉乱是也。"其后医家多以"惊悸""怔忡"来论本病。

明代虞抟在《医学正传·惊悸怔忡健忘证》中详述了惊悸、怔忡的区别与联系,即"怔忡者,心中惕惕然动摇而不得安静,无时而作者是也;惊悸者,蓦然而跳跃惊动,而有欲厥之状,有时而作者是也"。

明代张介宾在《景岳全书·怔忡惊悸》中提出,怔忡乃由阴虚劳损所致,即"怔忡之病,心胸筑筑振动,惶惶惕惕,无时得宁者是也……此证惟阴虚劳损之人乃有之,盖阴虚于下,则宗气无根,而气不归原,所以在上则浮撼于胸臆,在下则振动于脐旁,虚微者动亦微,虚甚动亦甚。凡患此者,速宜节欲节劳,切戒酒色"。

清代王清任重视瘀血内阻导致的心悸怔忡,用血府逐瘀汤治疗每多获效,他在《医林改错·血府逐瘀汤所治证目》中提出,心悸心慌用归脾汤、安神汤等方无效,用此方百发百中。

张锡纯在《医学衷中参西录·论心病治法》提出,惊悸夜间发病多由痰饮而致,治以清痰养心,"有其惊悸恒发于夜间,每当交睫甫睡之时,其心中即惊悸而醒,此多因心下停有痰饮。心脏属火,痰饮属水,火畏水迫,故作惊悸也……宜清痰之药与养心之药并用。"

二、诊断依据

《中医内科病证诊断疗效标准》(ZY/T001.1-94)提出心悸的诊断依据有5点。

(1)自觉心搏异常,或快速或缓慢,或跳动过重,或忽跳忽止。呈阵发性或持续不解,神情紧张,心慌不安。

(2)伴胸闷不适,心烦寐差,颤抖乏力,头晕等。中老年患者可伴有心胸疼痛,甚则喘促,汗出肢冷,或见晕厥。

(3)可见数、促、结、代、缓、迟等脉象。

(4)常有情志刺激,如惊恐、紧张或有劳倦、饮酒等诱发因素。

(5)做血常规、血沉、抗"O"、T_3、T_4 及心电图、胸部 X 线、测血压等检查,有助于明确诊断。

三、证候分类

《中医内科病证诊断疗效标准》(ZY/T001.1-94)将眩晕分为6个证型。

(1)心虚胆怯证:心悸因惊恐而发,悸动不安,气短自汗,神倦乏力,少寐多梦,舌淡,苔薄白,脉细弦。

(2)心脾两虚证:心悸不安,失眠健忘,面色㿠白,头晕乏力,气短易汗,纳少胸闷,舌淡红,苔薄白,脉弱。

(3)阴虚火旺证:心悸不宁,思虑劳心尤甚,心中烦热,少寐多梦,头晕目眩,耳鸣,口干,面颊烘热,舌红,苔薄黄,脉细弦数。

(4)心血瘀阻证:心悸怔忡,胸闷心痛阵发,或面唇紫暗,舌紫或有瘀斑,脉细涩或结代。

(5)水气凌心证:心悸怔忡不已,胸闷气喘,咳吐大量泡沫痰涎,面浮足肿,不能平卧,目眩,尿少,苔白腻或白滑,脉弦滑数疾。

(6)心阳虚弱证:心悸动则为甚,胸闷气短,畏寒肢冷,头晕,面色苍白,舌淡胖,苔白,脉沉细迟或结代。

四、医案

案1 孙某,男,54岁,2019年10月21日初诊。

主诉:患者心慌胸闷1年,加重半个月。

现病史:近1年来患者常感心慌胸闷,心跳加快,劳累后明显,且畏寒,发作时面色苍白,头晕,平时小便量少,夜尿多。心电图检查示窦性心律不齐,ST-T改变;心脏彩超示左心室肥厚,左室功能减低。血压140/85 mmHg。在外院诊断为"心律失常",予"美托洛尔6.25 mg bid"治疗,症状较前缓解,但在劳累、情绪激动等诱因下心慌胸闷时常发作,为求进一步治疗就诊我院。

初诊:现患者心慌胸闷,畏寒肢冷,面色苍白,偶有头晕,大便正常,夜尿多,睡眠尚可,舌淡胖,苔白,脉沉细迟。

诊断:西医诊断为心律失常;中医诊断为心悸,心阳虚弱证。

治法:西医予琥珀酸美托洛尔23.75 mg qd;中医予通脉温阳灸补心气、温心阳,每次施灸1.5小时,每周治疗1次,以姜末为隔衬物,同时嘱患者劳逸结合,适当锻炼。

2019年10月28日二诊:心慌、胸闷症状好转,畏寒肢冷、面色

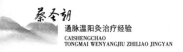

苍白症状较前改善,睡眠差,小便次数减少。中西医治疗同前。

2019 年 11 月 11 日三诊:心慌胸闷及小便症状较前好转,食欲尚可,苔白,脉沉细。原方案治疗 10 次后,患者诸症好转,心悸较少发作。回访未见复发。

按语:患者心悸日久,久病失养,耗伤心气,致心气亏虚日久,渐致心阳虚。心阳失于温煦,故见心慌胸闷,畏寒肢冷,面色苍白,或因痰饮瘀血阻滞,心失所养,心脉不畅而引起心脏急剧跳动,惊慌不安,不能自主。病机关键为气血阴阳失调,正邪相搏。心气亏虚是发病基础,进一步发展则有气损及阴或气损及阳两种可能,临床可出现心气阴虚和心阳气虚两种证候,本例患者为心气亏虚日久致心阳不足,故治疗上予通脉温阳灸连续治疗,以壮元阳、补心阳、益心气。

案 2 李某,男,28 岁,2019 年 7 月 8 日初诊。

主诉:心慌胸闷气短 3 日。

现病史:患者 3 日前因受凉后出现心慌、胸闷、气短,自汗出,后背发冷,畏寒,活动后加重,休息后症状可以缓解,为求进一步诊治就诊我院。既往有"风湿性心脏病"15 年。

初诊:现诉心慌、胸闷,气短自汗,后背发冷,畏寒,失眠健忘,面色白,头晕乏力,腹胀,纳少,舌淡红,苔薄白,脉弱。

诊断:西医诊断为风湿性心脏病;中医诊断为心悸,心脾两虚证。

治法:西医予阿司匹林肠溶片 20 mg qd 和可的松片 5 mg qd;中医予通脉温阳灸益气温阳、调养心脾,每次施灸 1.5 小时,每周治疗 1 次,以姜末为隔衬物。嘱患者饮食宜营养,劳逸结合,保暖防寒。

2019 年 7 月 15 日二诊:心悸、胸闷缓解,后背发冷及畏寒明显改善,睡眠质量改善,仍觉汗多,舌红,苔薄,脉沉。中医继续采取通脉温阳灸治疗,每周 1 次。6 次后,患者心慌、胸闷、畏寒症状明显好转。2 个月后回访,患者诉症状未见加重。

按语:有现代医家认为,患者感受风寒湿邪,伤及心脏,日久失治可造成心脏瓣膜上的赘生物发生机化或瓣膜本身发生纤维化及瘢痕,导致本病。本例患者年少时即患有风湿性心脏病,久病体虚,生化之源不足,致气血阴阳亏损,脏腑功能失调,心神失养,发为心悸。心为君主之官,脾胃乃后天之本,生化之源,脾主中州,灌溉四旁;但如果脾失运化则不能奉心化血,可致心气不足、心血亏虚或诸虚损之证而致气血不能养心。心功能的正常发挥与脾胃关系密切。气血的充足有赖于脾胃后天之本的生化。心血、心阴、心气、心阳的旺盛与否决定于脾胃的运化功能。气血的运行更依赖于脾气的统摄。《血证论·脏腑病机论》云:"血之运行上下,全赖于脾。"脾胃为后天之本。脾胃健,则气血生化充足,人体健康,气血和调;脾胃受病,则诸病丛生,李东垣在《脾胃论·脾胃虚实传变论》中指出,"元气之充足,皆由脾胃之气无所伤,而后能滋养元气。若胃气之本弱,饮食自倍,则脾胃之气既伤,而元气亦不能充,而诸病之所由生也"。通脉温阳灸可以温补心、脾、肾之阳气,使寒邪得以温散,则阳虚症状自除。督脉总督一身阳气,为阳脉之海,铺灸督脉可使心阳得到补益,气血调和,则心脉畅通。

案3 郑某,女,45岁,2019年7月18日初诊。

主诉:心慌乏力2周,加重2日。

现病史:患者平时工作繁忙,经常熬夜,2周前因过度惊吓出现心慌,全身无力,活动后汗出,易受惊恐,失眠多梦,食欲不振。

初诊:患者心慌乏力加重2日。查体:心率102次/分,各瓣膜听诊区未闻及病理性杂音,舌淡红,苔薄白,脉细弦数。心电图示窦性心动过速,心脏彩超未见明显异常。

诊断:西医诊断为心律失常;中医诊断为心悸,心虚胆怯证。

治法:西医予琥珀酸美托洛尔23.75 mg qd以控制心率;中医予通脉温阳灸补心气、温心阳,每次施灸1.5小时,每周治疗1次,以姜末为隔衬物。嘱患者注意饮食营养,劳逸结合。

2019 年 7 月 25 日二诊：患者诉心慌缓解，出汗及乏力好转，失眠及多梦症状较前减轻，食欲尚可，舌淡红，苔薄白，脉细弦。原方案继续治疗 5 次后，症状明显好转。1 个月后回访，患者症状未见复发。

按语：七情所伤，惊则气乱，该患者平时劳心劳力，素体虚弱，加之过度惊吓，气机逆乱，心神无所依，则发为本病，正如《素问·举痛论》所云："惊则心无所倚，神无所归，虑无所定，故气乱矣。"患者体虚脾弱，不能运化精微，则气血亏虚，心神失养，又可引起心慌、食欲不振，故治疗上从脾入手，心脾同治，调脾护心。心血赖心气运行于周身以荣四末、养五脏，正所谓"气为血之帅，血为气之母"，若气血虚弱则不能养心而发为心悸。通脉温阳灸可温补心阳、脾阳、肾阳，使阳气健旺则神有所养，功能自可恢复，诸症皆除。

案 4　李某，女，49 岁，2018 年 6 月 20 日初诊。

主诉：阵发性心慌、胸闷 20 日。

现病史：患者 2018 年 6 月 1 日因劳累后出现心中悸动不安，胸闷，阵发性发作，活动或劳累后尤甚，持续时间短，每次 5～10 分钟，休息后症状不能缓解，查心电图示窦性心动过速，心率 104 次/分，予琥珀酸美托洛尔口服（23.75 mg qd），心率控制在 70～80 次/分，心慌、胸闷较前好转，但仍有发作。

初诊：现患者仍诉心慌、胸闷，活动或劳累后加重，伴食欲不振，畏寒肢冷，倦怠乏力，胸脘痞闷，纳呆食少，夜寐不安，二便调，舌淡红，舌体胖大，苔白腻，脉沉细。复查心电图示窦性心律，心率 80 次/分。

诊断：西医诊断为窦性心动过速；中医诊断为心悸，心脾两虚证。

治法：西医予琥珀酸美托洛尔 23.75 mg qd；中医予通脉温阳灸温补阳气、调养心脾，每次施灸 1.5 小时，每周治疗 1 次，以姜末为隔衬物。忌食辛辣刺激性食物，劳逸结合。

2018 年 6 月 27 日二诊：心慌胸闷较前减轻,畏寒肢冷症状缓解,食欲改善,但仍感乏力,舌脉如前。中西医治疗同前。

2018 年 7 月 4 日三诊：心慌胸闷较前好转,畏寒肢冷症状缓解,食欲改善,夜寐安,二便调,舌淡红,苔薄白,脉沉。继续通脉温阳灸巩固治疗,每周 1 次,连续治疗 4 次,患者诸症好转。随访至今,未曾复发。

按语：窦性心动过速是指由于外界刺激或病理因素导致的窦性心律频率超过 100 次/分,临床上十分常见,可分为生理性窦性心动过速和不恰当窦性心动过速。临床主要表现为心率增快、心悸、气短等。多数患者预后良好。窦性心动过速的临床症状与心率增快、影响血流动力学障碍的程度有关,与基础心脏状态亦有关。当心率轻度增快时,心排血量增大,心脏做功增加,部分人群可无任何症状,部分人群可出现心悸、气短、胸闷、烦躁等症状。本例患者是因劳累后出现心慌、胸闷等症状,伴神疲乏力、畏寒肢冷、胸脘痞闷、纳呆食少等脾胃失司之症,体现了心脾的相生关系,心病传脾,相互为病,且舌淡红、舌体胖大、苔白腻、脉沉细等为心脾阳气亏虚、水湿不能运化的表现。患者因劳累过度而伤及脾脏,导致脾失健运,水湿积聚,滋生痰浊,痰湿扰动心神,引起心病,故有上述之症。中医治以通脉温阳灸疗法,可利用艾条燃烧的热力、艾叶及生姜的温热之药性及治疗部位督脉、膀胱经及相关腧穴的作用,使阳气得以温补,经络得以疏通,脾气得复,痰湿得化,心脉得通,心气得安,则诸症消除。

案5　黄某,女性,35 岁,2019 年 10 月 13 日初诊。

主诉：心慌胸闷 3 年。

现病史：3 年前患者生孩子时因空调房温度较低且饮食过量,作息没有规律,经常出现心慌、胸闷、畏寒、四肢发凉,伴有头晕、面色苍白,脘腹胀闷,食少。心电图检查示窦性心动过速,心率 100 次/分。甲状腺功能未见异常,血压 125/65 mmHg。在外院诊断为"心动过速",因其处于哺乳期,故当时未予用药。去年症状再发,外院予美托洛尔(6.25 mg tid)治疗,症状有所减轻,症状好转后自行停药,但在劳累、精神紧张等诱因下心慌胸闷时常发作,现为求进一步诊治就诊我院。

初诊:患者心慌不能自止,心前区略有闷胀感,手足凉,面色苍白,无食欲,不思食,大便正常,夜尿频,睡眠浅而易醒,舌淡胖,舌边有齿痕,苔白,脉细数。查体:心率90次/分,律齐,各瓣膜听诊区未闻及病理性杂音。

诊断:西医诊断为心动过速;中医诊断为心悸,心脾两虚证。

治法:西医予琥珀酸美托洛尔 23.75 mg qd;中医予通脉温阳灸补益心脾、温补阳气,每次施灸 1.5 小时,每周治疗 1 次,以姜末为隔衬物。嘱患者注意饮食营养,劳逸结合,调畅情志,适当锻炼。

2019 年 10 月 28 日二诊:心慌、胸闷症状好转,畏寒肢冷、面色苍白症状较前改善,睡眠差,小便次数减少。中西医治疗同前。

2019 年 11 月 11 日三诊:心慌胸闷、手足凉及小便症状均较前好转,食欲尚可,舌红,苔薄白,脉沉细。继以原方案又治疗 6 次后,患者诸症好转,心悸较少发作。回访未见复发。

按语:患者病程 3 年,受凉、饮食不节、情志不舒等诱发因素,损伤心脾。心主神明,《灵枢·邪客》曰:"心者,五脏六腑之大主也,精神之所舍也,其脏坚固,邪弗能容也……故诸邪之在于心者,皆在于心之包络。包络者,心主之脉也。"心悸反复发作,耗伤心气,气虚日久,发展为心阳亏虚,心阳失于温煦,故见心慌胸闷,畏寒肢冷,面色苍白。治疗予补心气、温心阳为主。心主血脉,赖阳气温煦而行之,故以血为本,以气为用。心气亏虚日久则心阳不足。心气亏虚是发病基础,进一步发展则有气损及阴或气损及阳两种可能,故临床常见有心气阴虚和心阳气虚两种证候。本例患者经通脉温阳灸连续治疗,使心阳得补,心气得益,气血运行恢复通畅而诸症好转。

第十二节 胃 脘 痛

胃脘痛多因胃气郁滞、气血不畅或脾胃气虚、胃失所养所致，以上腹胃脘部近心窝处疼痛为主症。临床主要表现为上腹疼痛不适。西医学中急性胃炎、慢性胃炎、胃溃疡、十二指肠溃疡等病以上腹部疼痛为主要症状者可归属于中医"胃脘痛"范畴。

一、中医认识

1. 历代沿革

"胃脘痛"最早记载于《黄帝内经》，如《灵枢·邪气脏腑病形》所云："胃病者，腹䐜胀，胃脘当心而痛。"

东汉张仲景在《伤寒论·辨太阳病脉证并治》中称胃脘痛为心痛，即"伤寒六七日，结胸热实，脉沉而紧，心下痛，按之石硬，大陷胸汤主之"。唐代王焘在《外台秘要·心痛方》中说："足阳明为胃之经，气虚逆乘心而痛，其状腹胀归于心而痛甚，谓之胃心痛也。"

宋代陈无择在《三因极一病证方论·九痛叙论》中对胃痛与心痛加以鉴别，他认为："夫心痛者，在《方论》有九痛，在《内经》中则曰'举痛，一曰卒痛，种种不同，以其痛在中脘，故总而言之曰心痛，其实非心痛也'。"

金代李东垣在《兰室秘藏》中首立"胃脘痛"一门，将胃脘痛的证候、病因病机和治法明确区分于心痛，使胃痛成为独立的病证。

明代医家丰富了胃痛的治疗大法，如王肯堂在《证治准绳·心痛胃脘痛》中曰："或问丹溪言痛即胃脘痛。然乎？曰：心与胃各一脏。其病形不同，因胃脘痛处在心下，故有当心而痛之名，岂胃脘痛即心痛者哉？"虞抟在《医学正传·胃脘痛》中云："古方九种心痛……详其所由，皆在胃脘，而实不在于心也。"又曰："气在上者涌之，清气在下者提之，寒者温之，热者寒之，虚者培之，实者泻之，结者散之，留者行之。"他同时指出，要辨证理解和运用"通则不痛"之法："夫通者不痛，理也。但通之之法，各有不同。调气以和血，调血以和气，通也；下逆者使之上行，中结者使之旁达，亦通也；虚者助之使通，寒者温之使通，无非通之之法也。"

2. 病因病机

胃痛主要因外邪犯胃、饮食伤胃、情志不畅和脾胃素虚等致胃气郁滞、胃失和降而致。病位在胃，与肝脾的关系密切。基本病机为胃气郁滞，胃失和降，不通则痛或脾胃气虚，胃失所养，不荣则痛。

（1）外邪犯胃：外感寒、热、湿诸邪，内客于胃，皆可致胃脘气机阻滞，不通则痛。寒凉食物或饮料直入胃腑，损伤胃之阳气，而发生胃痛，正所谓"不通则痛"。如《素问·举痛论》所说："寒气客于肠胃之间，膜原之下，血不能散，小络急引，故痛。"

（2）饮食伤脾：饮食不节，或过饥过饱，损伤脾胃，胃气壅滞，致胃失和降，不通则痛。五味过极，辛辣无度，肥甘厚腻，饮酒如浆，则蕴湿生热，伤脾碍胃，气机壅滞。如《医学正传·胃脘痛》中所说："致病之由，多由纵恣口腹，喜好辛酸，恣饮热酒煎煿，复餐寒凉生冷，朝伤暮损，日积月深……故胃脘疼痛。"宿食积滞胃脘，久则郁而化热，湿热相搏，阻遏中焦气机，气机升降失和，发为胃痛。

（3）肝气犯胃：忧思恼怒，伤肝损脾，肝失疏泄，横逆犯胃，脾失健运，胃气阻滞，均致胃失和降，而发胃痛。如《素问·六元正纪大论》谓："木郁之发……民病胃脘当心而痛，上支两胁，膈咽不通，食饮不下。"《灵枢·邪气脏腑病形》曰："胃病者，腹胀，胃脘当心而痛。"清代沈金鳌在《沈氏尊生书·胃痛》中云："胃痛，邪干胃脘病也……惟肝气相乘为尤甚，以木性暴，且正克也。"气滞日久或久痛入络，可致胃络血瘀。如清代叶天士在《临证指南医案·胃脘痛》云："胃痛久而屡发，必有凝痰聚瘀。"

（4）脾胃虚弱：脾胃为仓廪之官，主受纳及运化水谷，若素体脾胃虚弱,运化失职,气机不畅,或中阳不足,中焦虚寒,失其温养而发生疼痛。金代李杲在《兰室秘藏·中满腹胀论》曰:"脾胃久虚之人,胃中寒则生胀满,或脏寒生满病。"若禀赋不足,后天失调,或饥饱失常,劳倦过度,以及久病正虚不复等,均能引起脾气虚弱,脾阳不足,则寒自内生、胃失温养,致虚寒胃痛。

(5)久病入络:肝气久郁,既可出现化火伤阴,又能导致瘀血内结,病情至此,则胃痛加重,每每缠绵难愈。叶天士在《临证指南医案·胃脘痛》指出:"久病胃痛,瘀血积于胃络,宜辛通瘀滞法。"唐容川在《血证论》中曰:"瘀血在中焦……血府逐瘀汤治之,小柴胡加香附、姜黄、桃仁、大黄亦治之。"

二、诊断依据

《中医内科病证诊断疗效标准》(ZY/T001.1-94)提出诊断依据有5点。

(1)胃脘部疼痛,常伴痞闷或胀满、嗳气、泛酸、嘈杂、恶心呕吐等症。

(2)发病常与情志不畅、饮食不节、劳累、受寒等因素有关。

(3)上消化道钡餐X线检查、纤维胃镜及组织病理活检等可见胃、十二指肠黏膜炎症、溃疡等病变。

(4)大便或呕吐物隐血试验强阳性者,提示并发消化道出血。

(5)B超、肝功能、胆管X线造影检查有助于鉴别诊断。

三、证候分类

《中医内科病证诊断疗效标准》(ZY/T001.1-94)将胃脘痛分为7个证型。

(1)肝胃气滞证:胃脘痞胀疼痛或攻窜胁背,嗳气频作,苔薄白,脉弦。

(2)寒邪犯胃证:胃脘冷痛暴作,呕吐清水痰涎,畏寒喜暖,口不渴,苔白,脉弦紧。

(3)胃热炽盛证:胃痛急迫或痞满胀痛,嘈杂吐酸,心烦,口苦或黏,舌红,苔黄或腻,脉数。

(4)食滞胃肠证:胃脘胀痛,嗳腐吞酸或呕吐不消化食物,吐后痛缓,苔厚腻,脉滑或实。

(5)瘀阻胃络证:胃痛较剧,痛如针刺或刀割,痛有定处,拒按,或大便色黑,舌紫黯,脉涩。

(6)胃阴亏虚证:胃痛隐作,灼热不适,嘈杂似饥,食少口干,大便干燥,舌红少津,脉细数。

(7)脾胃虚寒证:胃痛绵绵,空腹为甚,得食则缓,喜热喜按,泛吐清水,神倦乏力,手足不温,大便多溏,舌淡,脉沉细。

四、医案

案1 王某,男,66岁,2019年8月24日初诊。

主诉:胃脘冷痛半月余。

现病史:半个月前患者因贪凉饮冷出现胃脘隐隐作痛,尤以空腹时疼痛明显,进热食后疼痛缓解,用手按压上腹胃脘部疼痛也能好转,伴胃胀反酸,泛吐清水,畏寒,四肢不温,神疲乏力,手足不温,大便多溏,小便清长。曾多次在外院就诊,电子胃镜示浅表性胃炎、糜烂,当时诊断为"慢性浅表性胃炎",口服多潘立酮症状稍有改善,但仍有胃痛,胃脘部寒凉感,喜温,形体消瘦等症状。既往年轻时患者饥饱失常,饮食不规律,每遇寒冷天气胃痛便会复发。

初诊:现患者胃脘隐隐作痛,不思饮食,胃胀反酸,泛吐清水,畏寒,四肢不温,神疲乏力,饮食不消化,大便2日1次,量少,质稍稀,便后不爽,小便调,睡眠尚可,舌淡红,苔白微腻,脉沉细。

诊断:西医诊断为慢性浅表性胃炎;中医诊断为胃脘痛,脾胃虚寒证。

治法:西医予奥美拉唑20 mg+甲硝唑0.2 g+克拉霉素0.25 g+枸橼酸铋甲0.3 g bid;中医予通脉温阳灸健脾温中,和胃止痛,每次施灸1.5小时,以姜末为隔衬物,以局部皮肤潮红为度,灸后皮肤不起泡,每周1次。

2019年8月31日二诊:胃痛、胃胀、畏寒症状较前减轻,食欲较前好转,偶有恶心反酸,二便正常。继续予中医通脉温阳灸每周治疗1次,再予脐腹灸在腹部熏灸,隔日1次,每次30分钟。

2019年9月6日三诊:胃脘痛较前明显好转,胃胀反酸、泛吐清水、畏寒好转,精神尚可,二便调,舌淡红,苔薄白,脉缓。以通脉温阳灸疗法又治疗2周。半个月后随访,患者诉上述不适好转,嘱患者继续清淡饮食,避风寒,畅情志。

按语:患者既往有长期慢性胃炎病史,胃脘痛反复发作,并有受寒史,得凉后胃痛复发或加重,故分析患者因素体脾胃虚弱,加之外邪犯胃致脾胃虚寒,脾阳不足,运化失司,胃失温养而致虚寒胃痛。中医认为,胃脘痛多因外邪犯胃、饮食伤胃、情志不畅和脾胃素虚等,导致胃气郁滞,胃失和降,腑气不通则痛。本病以通脉温阳灸调理五脏六腑,以脐腹灸直接在腹部施灸,温阳散寒止痛。这是因为该患者胃脘部压痛明显,在此处施灸不仅可以温中散寒,而且可以补益中气,且脐腹灸治疗可健益脾胃之气。胃痛早期由外邪、饮食、情志所伤者,多为实证;后期常表现为脾胃虚弱,但往往虚实夹杂,如脾胃虚弱夹湿、夹瘀等。胃痛的病理因素主要有气滞、寒凝、热郁、湿阻、血瘀。胃痛的病理变化较复杂,胃痛日久不愈,脾胃受损,可由实证转为虚证。若因寒而痛者,寒邪伤阳,脾阳不足,可成脾胃虚寒证;若因热而痛,邪热伤阴,胃阴不足,又可致阴虚胃痛。虚证胃痛又易受邪,如脾胃虚寒者易受寒邪;脾胃气虚又可导致饮食停滞,出现虚实夹杂证。本例患者以通脉温阳灸治疗,契中病机,治法得当。

案2 王某,女,32岁,2018年1月4日初诊。
主诉:胃脘部胀痛3日。

现病史：3日前患者因与家人生气而致胃脘痛发作，持续不缓解，伴有间断性呃逆、嗳气，情绪波动时症状加重。既往有"消化道溃疡"病史，曾在外院行电子胃镜检查，未做规律治疗，发作时自行服药后症状能够缓解。

初诊：3日前患者因情绪波动而致胃痛复发，食后腹胀不易消化，呃逆，嗳气，舌淡，苔薄白，脉弦。

诊断：西医诊断为消化道溃疡；中医诊断为胃痛，肝气犯胃证。

治法：西医予奥美拉唑 20 mg＋枸橼酸铋甲 0.3 g bid；中医予通脉温阳灸疏肝理气、和胃止痛，每次治疗 1.5 小时，每周 1 次，以姜末为隔衬物，灸后不起泡。嘱患者注意饮食清淡且富于营养，避风寒，畅情志。

具体操作方法：刺灸法，取穴中脘、梁门（双侧）、天枢（双侧）、合谷（双侧）、内关（双侧）、足三里（双侧）、太冲（双侧），诸穴针用平补平泻，太冲穴用泻法，中脘穴施以温针灸 3 壮，得气后，留针 30 分钟，期间行针 1 次，每日 1 次。

2018 年 1 月 11 日二诊：胃痛较前好转，但进食后仍有胃胀不舒，胃脘部隐隐不适，心情舒畅。继续针灸治疗，加日月（双侧），刺法，施以平补平泻。

2018 年 1 月 18 日三诊：胃痛、胃胀较前明显改善，饮食可，睡眠可，二便调。继续针灸治疗 1 周，患者以上不适症状悉除。1 个月后回访，症状无复发。

按语：肝属木，为刚脏，性喜调达，主疏泄。脾胃属土，性喜燥而主受纳，肝与胃之间为木土相克的关系，若情志不舒、肝失疏泄则伤肝，肝气横逆则克脾土，导致胃失和降，发为胃痛胃胀。清代沈金鳌在《沈氏尊生书·胃痛》中说："胃痛，邪干胃脘病也……惟肝气相乘为尤甚，以木性暴，且正克也。"气滞日久或久痛入络，可致胃络血瘀。如清代叶天士在《临证指南医案·胃脘痛》中所云："胃痛久而屡发，必有凝痰聚瘀。"本例患者由肝气犯胃、胃失和降所致，中脘穴为胃之募穴,足三里穴为合穴,两穴同用可调胃气,降逆止呃。内关穴可宽胸利膈,和中解郁,正如《针灸大成》中提出的腹痛可取内关穴、足三里穴、中脘穴。合谷穴配太冲穴,为"四关穴",可行气止痛。患者胃脘部不适可加局部腧穴梁门、上脘、天枢,取"腧穴所在主治所在"之意。通脉温阳灸治疗部位涵盖背俞、督脉、夹脊等穴位,具有调理五脏六腑、疏通经络、温补脾阳的功效。

案 3 吕某,男,28 岁,2018 年 6 月 9 日初诊。

主诉:胃脘部疼痛反复发作 5 年,加重 2 日。

现病史:患者 5 年前因学习紧张而饥饱失常、饮食不节或贪食冷饮,引起胃脘疼痛,自觉胃中冒凉气,时发时止,手足不温,纳差,大便稀,小便调,眠差。在外院胃镜检查示慢性浅表性胃炎,经药物治疗后症状好转。

初诊:近日因工作学习一直紧张,致胃脘冷痛暴作,呕吐清水,畏寒喜暖,口不渴,苔白,脉弦紧。

诊断:西医诊断为慢性浅表性胃炎;中医诊断为胃脘痛,寒邪犯胃证。

治法:西医予奥美拉唑 40 mg qd 治疗;中医予通脉温阳灸健脾和胃、散寒止痛,并予背俞穴拔罐及口服参苓白术丸,每次 4 粒,每天 3 次。

2018 年 6 月 24 日二诊:胃脘部疼痛明显好转,食量较前增多,二便调。嘱患者注意日常饮食宜定时定量,避免摄入寒凉食物。

按语:外感寒邪或寒凉食物直入胃腑,损伤胃之阳气,可致胃脘气机阻滞,正如《素问·举痛论》所云:"寒气客于肠胃之间,膜原之下,血不能散,小络急引,故痛。"寒邪伤胃可致胃气阻滞、胃失和降而发生胃痛,正所谓"不通则痛"。寒为阴邪,易直伤脾胃阳气,使脾之运化功能及胃脘受纳功能受损,致脾失健运,寒邪内生,则胃脘冷痛,胃纳不开,不能腐熟水谷,则完谷不化,不思饮食。在脾俞、胃俞、肝俞、肾俞等背部腧穴拔罐,可激发背俞穴功能。背俞穴为五脏六腑之气输注于背部腧穴,可治疗与之相关脏腑的疾病。参苓白术丸是参苓白术散的中成药制剂,具有益气健脾祛湿之效。通脉温阳灸可温补脾肾之阳,调理五脏六腑功能,疏通脏腑经络,使寒邪去,经络通,则胃脘痛自止。

案 4 杨某,男,48 岁,2020 年 5 月 14 日初诊。

主诉:胃脘部胀痛 4 个多月,加重 7 日。

现病史:患者 4 个月前过食辛辣、饮酒后出现胃脘部胀痛不适,有烧灼感,恶心欲吐,反酸,不思饮食,在外院行胃镜检查示胃溃疡,自服胃复春、雷贝拉唑等药后好转,但停药后又复发。上周与朋友饮酒后胃痛复发,为求进一步诊治到我院就诊。

初诊:现患者胃脘痞满胀痛,嘈杂吐酸,心烦,口苦,乏力,纳差,入睡困难,大便干,小便黄,舌红,苔薄黄微腻,脉弦数。

诊断:西医诊断为胃溃疡;中医诊断为胃脘痛,胃热炽盛证。

治法:西医予奥美拉唑 20 mg＋枸橼酸铋甲 0.3 g bid;中医予通脉温阳灸,清解胃热、和胃降逆,每次治疗 1.5 小时,每周 1 次,以姜末为隔衬物,灸后不起泡。

具体操作方法:刺灸法,取穴中脘、梁门(双侧)、梁丘(双侧)、内关(双侧),以毫针刺,得气后留针 30 分钟,行针 1 次,6 次为一个疗程。嘱患者饮食清淡且富于营养,避风寒,畅情志。

2020 年 5 月 21 日二诊:胃脘部疼痛较前改善,但仍有烧灼感,恶心欲吐好转,饮食尚可。继以原方案治疗,针刺加内庭、合谷(双侧),平补平泻。继前法治疗两个疗程后,患者胃痛及烧灼感等症状悉除。1 个月后随访症状未复发。

按语:胃痛的发生多由外邪、饮食、情志导致,本例患者平素饮食辛辣、肥甘、厚腻之品,胃痛发病前有饮酒、过食辛辣伤胃情况,行胃镜检查示胃溃疡。胃痛反复发作迁延 4 个月,久病致脾胃受损,不能运化精微,气血生化不足。脾主四肢肌肉,故出现乏力、纳少等脾胃气虚之象,热邪犯胃可见胃脘部烧灼,舌红苔少,脉弦数,辨证为胃热炽盛证,故通脉温阳灸和针刺,治以清解胃热,和胃降逆,则邪热后除,中焦气机升降正常,胃脘疼痛消失。

案5 姬某,男,35 岁,2020 年 6 月 25 日初诊。

主诉:胃脘部隐痛不适 1 年。

现病史:患者 1 年前饥饱失常,餐后常出现胃脘隐隐作痛,灼热不适,嘈杂似饥,食少口干,大便干燥,纳差,小便黄,大便调,在外院诊断为"慢性胃炎",予药物对症治疗后症状时轻时重,停药后症状复发,为求进一步诊治就诊我院。

初诊:现患者胃痛隐作,灼热不适,嘈杂似饥,食少口干,大便干燥,纳差,小便黄,大便调,舌质偏红,舌红少津,脉细数。

诊断:西医诊断为慢性胃炎;中医诊断为胃脘痛,胃阴亏虚证。

治法:西医予奥美拉唑 40 mg qd 治疗;中医予通脉温阳灸,滋阴清热、理气和胃,每次治疗 1.5 小时,每周 1 次,以姜末为隔衬物,灸后不起泡。

具体操作方法:刺灸法,取穴中脘、梁门(双侧)、梁丘(双侧)、内关(双侧),毫针刺,得气后留针 30 分钟,行针 1 次,6 次为一个疗程。嘱患者治疗期间饮食清淡且富于营养,避风寒,畅情志。

2020 年 7 月 2 日二诊:胃脘部隐痛缓解,饱胀不适稍好转,灼热不适,嘈杂似饥好转,食欲改善,仍有口干口渴,二便调。中西医治疗同前。

2020 年 7 月 9 日三诊:胃脘部症状好转,饮食可,无恶心及口干等症状,二便调,睡眠可。治疗两个疗程后,患者诸症悉除。2 个月后回访,患者症状无复发。

按语:胃主受纳、腐熟水谷,性喜润恶燥,其气以和降为顺,不宜郁滞。湿热之邪阻滞胃气,胃失和降,不通则痛。本例患者为青年男性,平素用餐不规律,极易损伤脾胃,日久致脾胃虚弱,脾失健运,不能运化水谷精微,致气血生化乏源,津液生成不足,胃阴不足,则虚热内生,热灼津液,津少不能上润则口渴口干。患者胃病日久,阴津匮乏,脉络失养,故证见胃脘隐痛;胃津亏虚,胃纳失司,故饮食不佳,阴液不足则肠道干涩,大便干结;结合其舌脉均为阴虚内热之象。经通脉温阳灸治疗后,三诊时患者热象已除。

第十三节 不 寐

不寐是指因脏腑功能紊乱、气血亏虚、阴阳失调导致的以经常不能获得正常睡眠为特征的一类疾病。临床主要表现为睡眠时间和深度的不足,轻者入睡困难,或寐而不酣,或时寐时醒,或醒后不能再寐,重则彻夜不寐。本病相当于西医学睡眠障碍,或其他疾病(如神经症、围绝经期综合征、慢性消化不良、贫血、动脉粥样硬化症等)以不寐为主要临床表现时均属本病范畴。

在《中国成人失眠诊断与治疗指南》(2017 版)中,失眠被定义为患者对睡眠时间和/或质量不满足并影响日间社会功能的一种主观体验,主要症状表现为入睡困难或睡眠维持困难。

一、中医认识

1. 历史沿革

《黄帝内经》称不寐为"不得卧""目不瞑",认为本病乃邪气客于脏腑,致卫气行于阳、不能入阴所致。《灵枢·邪客》曰:"夫邪气之客人也,或令人目不瞑不卧出者,何气使然? ……今厥气客于五脏六腑,则卫气独卫其外,行于阳,不得入于阴。行于阳则阳气盛,阳气盛则阳跷陷;不得入于阴,阴虚,故目不瞑。黄帝曰:'善。治之奈何?'伯高曰:'补其不足,泻其有余,调其虚实,以通其道而去其邪,饮以半夏汤一剂,阴阳已通,其卧立至。'"《灵枢·大惑论》曰:"夫卫气者,昼日常行于阳,夜行于阴,故阳气尽则卧,阴气尽则寤。"

东汉张仲景丰富了本病的临床证候和治法,《伤寒论》记载了阴虚火旺及虚劳病中因虚热烦躁而引起的不寐应用栀子豉汤、黄连阿胶汤、酸枣仁汤和猪苓汤等方治疗。《伤寒论·辨太阳病脉证并治》记载:"发汗吐下后,虚烦不得眠,若剧者,必反覆颠倒,心中懊侬,栀子豉汤主之。"《伤寒论·辨少阴病脉证并治》曰:"少阴病,得之二三日以上,心中烦,不得卧,黄连阿胶汤主之。"《金匮要略·血痹虚劳病脉证并治第六》记载:"虚劳虚烦不得眠,酸枣汤主之""少阴病,下利六七日,咳而呕渴,心烦不得眠者,猪苓汤主之。"

隋代巢元方在《诸病源候论·虚劳骨蒸候》中记载了失眠症状:"或自称得注热,两胁下胀,大咳彻背连胛疼,眠寐不安……"

唐代王焘在《外台秘要》中提出"失眠",用来描述"生疮下痢"时的临床表现,"夫今诊时行,始于项强敕色,次于失眠发热,中于烦躁思水,终于生疮下痢,大齐于此耳。"

宋代许叔微在《普济本事方》中论述了肝经血虚影响心神不安而引起不寐的病机,提出"日午夜卧服药"的观点。

明代戴原礼认为,病后体虚有阳气亏虚者,年老有阳气衰弱者,提出"年高人阳衰不寐"之论,由此引发不寐。他在《秘传证治要诀》中云:"不寐有两种,有病后虚弱及年高人阳衰不寐;有痰在胆经,神不归舍,亦令不寐。"

清代医家陈士铎认为,心肾不交为不寐发生的主要原因,不仅体现在心火独亢而不能下交于肾,亦体现在肾水过寒沉于下而无法上交于心。他在《辨证录》中提出:"夫心肾所以不交者,心过于热而肾过于寒也。心原属火,过于热则火炎于上,而不能下交于肾;肾原属水,过于寒则水沉于下,而不能上交于心矣。"

清代医家汪文绮认为,卫气运行受阻不入于阴而引起不眠。其在《杂症会心录》中云:"不寐一证,责在营卫之偏胜,阴阳之离合。医家于卫气不得入于阴之旨而细心体会之,则治内虚不寐也,亦何难之有哉……阳浮于上,营卫不交,神明之地扰乱不安,万虑纷纭,却之不去……缘阳升而阴降,阴阳交合……奈营弱卫强,初入之时,契合浅而脱离快,升者复升,降者复降……";又在《杂症会心录·不寐》中云:"倘其人本体阳虚,虚阳浮越而不寐者…… 阴阳相济,益火之原。"

清代叶桂在《医效秘传·不得眠》中云:"夜以阴为主,阴气盛则目闭而安卧,若阴虚为阳所胜,则终夜烦扰而不眠也。心藏神,大汗后则阳气虚,故不眠。心主血,大下后则阴气弱,故不眠。热病邪热盛,神不清,故不眠。新瘥后,阴气未复,故不眠。若汗出鼻干而不得眠者,又为邪入表也。"

清代程仲龄在《医学心悟·不得卧》中云:"有胃不和卧不安者,胃中胀闷疼痛,此食积也,保和汤主之;有心血空虚卧不安者,皆由思虑太过,神不藏也,归脾汤主之;有风寒邪热传心,或暑热乘心,以致躁扰不安者,清之而神自定;有寒气在内而神不安者,温之而神自藏;有惊恐不安卧者,其人梦中惊跳怵惕是也,安神定志丸主之;有湿痰壅遏神不安者,其证呕恶气闷,胸膈不利,用二陈汤导去其痰,其卧立安。"

2.病因病机

饮食不节、七情所伤或劳倦、思虑过度及病后、年迈体虚等可导致心神不安。本病病位主要在心,与肝、脾、肾关系密切。

(1)胃不和则卧不安:饮食不节、暴饮暴食、宿食停滞均可导致中焦脾胃受损,酿生痰热,壅遏于中,痰热上扰,胃气失和而不得安寐。《素问·逆调论篇》云:"不得卧而息有音者,是阳明之逆也……阳明者,胃脉也……阳明逆不得从其道,故不得卧也。"《金匮要略·百合狐惑阴阳毒病证治第三》云:"狐惑之为病……卧起不安……甘草泻心汤主之。"此外,浓茶、咖啡、酒也是造成不寐的因素。

(2)七情所伤:情志不遂,肝气郁结,肝郁化火,邪火扰动心神,神不安则不寐;或五志过极,心火内炽,扰动心神致不寐;或喜笑无度,心神激动,神魂不安致不寐;或暴受惊恐致心虚胆怯,神魂不安致夜不能寐。明代医家张介宾认为,心神安则卫气(即阳气)可入阴而寐,心神不安则不寐,七情所伤,心神不安则不寐。他在《景岳全书》中提出："盖寐本乎阴,神其主也,神安则寐,神不安则不寐……盖心藏神,为阳气之宅也,卫主气,司阳气之化也。凡卫气入阴则静,静则寐,正以阳有所归,是故神安而寐也。"

（3）劳逸失调：劳倦太过伤脾,过逸少动亦致脾虚气弱,运化不健,气血生化乏源,不能上奉于心,以致心神失养而失眠。或因思虑过度,伤及心脾,心伤则阴血暗耗,神不守舍,脾伤则食少,纳呆,生化之源不足,营血亏虚,不能上奉于心而致心神不安。《景岳全书·不寐》云："劳倦思虑太过者,必致血液耗伤,神魂无主,所以不寐。"嵇康在《养生论》中云："内怀隐忧,则达旦不瞑。"

（4）病后体虚：久病血虚,年迈血少,心血不足,心失所养,心神不安而不寐。年迈体虚,阴阳亏虚而亦可致不寐。《灵枢·营卫生会》曰："黄帝曰:'老人之不夜瞑者,何气使然? 少壮之人不昼瞑者,何气使然?'岐伯答曰:'壮者之气血盛……故昼精而夜瞑。老者之气血衰,其肌肉枯,气道涩……故昼不精,夜不瞑。'"若素体阴虚,兼房劳过度致肾阴耗伤,阴衰于下,不能上奉于心,水火不济,心火独亢,火盛神动,故心肾失交而神志不宁。

（5）痰火扰心：心主神明,神安则寐,痰火扰心,心神不安则不寐。《古今医统大全·不寐候》云："痰火扰心,心神不宁,思虑过伤,火炽痰郁,而致不寐者多矣。有因肾水不足,真阴不升而心阳独亢,亦不得眠。有脾倦火郁,夜卧遂不疏散,每至五更随气上升而发躁,便不成寐,此宜快脾发郁,清痰抑火之法也。"

（6）肾阳亏虚：肾阳为诸阳之本,阳虚多在肾阳不足的情况下才发生;脾阳根源于肾阳。《灵枢·口问》曰："阳气尽,阴气盛,则目瞑;阴气尽而阳气盛,则寐矣。"《奇经考》云："督脉为阳脉之总纲",督脉行于背部正中,其脉多次与手足三阳经及阳维脉交会,总督一身之阳经,故称其为"阳脉之海";督脉经气旺盛,诸阳振奋,气血调和,整个机体功能可使神有所归,气有所定,引阳入阴,从而可改善不寐症状。在治疗上,《素问·至真要大论》曰："阳虚不能制阴者,益火之源,以消阴翳",王冰将之释义为益火消阴或扶阳追阴。

二、诊断依据

《中医内科病证诊断疗效标准》(ZY/T001.1－94)中提出诊断依据有 3 点。

(1)轻者入寐困难或寐而易醒,醒后不寐,重者彻夜难眠。

(2)常伴有头痛、头昏、心悸、健忘、多梦等症。

(3)经各系统和实验室检查未发现异常。

《中国精神障碍疾病分类及诊断标准》第三版(CCMD－3)提出诊断标准有以下 4 点。

(1)失眠作为唯一的症状。

(2)对睡眠质量、时间的不满意。

(3)失眠的发生≥3 次/周,且持续 1 个月以上。

(4)排除神志问题或者其他重大原发性疾病导致的失眠。

三、证候分类

《中医内科病证诊断疗效标准》(ZY/T001.1－94)将不寐分为 5 个证型。

(1)肝郁化火证:心烦不能入睡,烦躁易怒,胸闷胁痛,头痛面红,目赤,口苦,便秘尿黄,舌红,苔黄,脉弦数。

(2)痰热内扰证:睡眠不安,心烦懊,胸闷脘痞,口苦痰多,头晕目眩,舌红,苔黄腻,脉滑或滑数。

(3)阴虚火旺证:心烦不寐,或时寐时醒,手足心热,头晕耳鸣,心悸,健忘,颧红潮热,口干少津,舌红,苔少,脉细数。

(4)心脾两虚证:多梦易醒,或朦胧不实,心悸,健忘,头晕目眩,神疲乏力,面色不华,舌淡,苔薄,脉细弱。

(5)心虚胆怯证:夜寐多梦易惊,心悸胆怯,舌淡,苔薄,脉弦细。

四、医案

案 1 查某,女性,35 岁,2019 年 3 月 4 日初诊。

主诉:失眠 2 个月。

现病史:2 个月前患者因工作紧张及家中事务繁多,心情烦躁不舒,白天精神萎靡,夜间兴奋,难以入睡,辗转反侧,入睡困难,睡中易醒。

初诊:现患者入睡困难,烦躁易怒,胸闷,胁痛,头痛面红,目赤,口苦咽干,纳可,便秘,尿黄,舌红,苔薄黄,脉弦数。

诊断:西医诊断为睡眠障碍;中医诊断为不寐,肝郁化火证。

治法:西医予艾司唑仑 1mg qn。中医予通脉温阳灸治疗疏肝解郁、安神定志,每次 1.5 小时,每周治疗 1 次,同时予心理疏导。

具体操作方法:针刺法,取穴太溪(双侧)、太冲(双侧)、内关(双侧)、印堂、侠溪(双侧),用泻法,疏肝解郁,安神定志。

2019 年 3 月 11 日二诊:患者自觉睡眠明显改善,精神尚佳,情绪稳定,胁痛明显缓解,二便调,舌红,苔薄黄,脉细。继以前法治疗。经过 18 次的治疗,患者基本痊愈。

按语:心主神,肝主疏泄,情志不遂致肝气郁结。肝郁化火,邪火扰动心神,神不安而不寐。清代医家李渔指出:"养生之诀,当以睡眠居先。睡能还精,睡能养气,睡能健脾益胃,睡能坚骨强筋。"随着社会生活节奏的不断加快、工作压力日益增大,失眠已成为常见疾病。心神安养有赖于脾肾功能的正常,且血之来源于水谷精微,上奉于心,则心得所养;受藏于肝,则肝体柔和;统摄于脾,则生化不息;调节有度,则化而为精,内藏于肾,肾精上承于心,心气下交于肾,阴精内守,卫阳护于外,阴阳协调,则神志安宁。如思虑、劳倦伤及诸脏,则精血内耗,心神失养,神不内守,阳不入阴,每致顽固性不寐。不寐总属阳盛阴衰,阴阳失交:一为阴虚不能纳阳,一为阳盛不得入于阴。本例患者因工作紧张及家中事务繁多而心情烦躁致肝郁气滞,郁久化火,火扰心神,神不守舍而见不寐。本例以通脉温阳灸治疗可调理肝气,解郁豁达,使肝气得疏而全身气机通畅,则神安而寐。

案 2 李某,男性,48 岁,2018 年 5 月 8 日初诊。

主诉:入睡困难 3 个月。

现病史:患者平时经常加班,伏案工作,睡前有看电影、看电视等习惯,近 3 个月反复出现失眠,入睡困难,五心烦热,口干口苦,多梦,噩梦纷纭,在外院诊断为"睡眠障碍",予"艾司唑仑 1mg,睡前口服",服药后出现口干、嗜睡、头昏、乏力等不适,为求进一步诊治就诊我院。

初诊:现患者入睡困难,多梦,口干口苦,乏力,伴盗汗,头晕耳鸣,腰膝酸软,舌尖红,少苔,脉细数。

诊断:西医诊断为睡眠障碍;中医诊断为不寐,心肾不交证。

治法:西医予地西泮 5mg qn;中医予通脉温阳灸交通心肾、养心安神,每次 1.5 小时,每周治疗 1 次。嘱患者劳逸结合,睡前少做易兴奋的事情。

具体操作方法:刺灸法,取穴太溪、阴交、关元、中脘、足三里(用补法),余穴用平补平泻针法,每日 1 次,得气后留针 30 分钟。

2018 年 5 月 15 日二诊:患者自觉睡眠质量明显改善,盗汗、头晕耳鸣,腰膝酸软明显好转,继以前法治疗 20 次,患者基本痊愈,2 个月后回访未再复发。中西医治疗同前。

按语:本例患者存在睡前不良习惯,故应首先去除诱因。根据辨证,患者属不寐之心肾不交证。心肾不交证本质为心火亢盛于上,肾阴不足于下。若阴阳水火升降正常,则心火下降于肾,使肾水不寒;肾水上济于心,使心火不亢,阴阳水火既济,两脏互用则维持正常睡眠。若肾阳过盛则使心火独亢于上,肾水亏之于下而不能上升凉润心阳,肾阴亏虚不能上济心阴以制约心阳,则内扰心神,最终阴阳不调而致不寐。清代冯兆张在《冯氏锦囊卷十二·杂证·方脉不寐合参》中云:"壮年人肾阴强盛,则睡沉熟而长,老年人阴气衰弱,则睡轻微易知。"清代陈士铎在《辨证录》中云:"有人昼夜不能寐,心甚烦躁,此心肾不交也,盖日不能寐者,乃肾不交于心;夜不能寐者,乃心不交于肾也。今日夜俱不寐,乃心肾两不相交耳。"故治疗上应引心火向下,肾水向上,使水火既济,阴阳乃能平衡,故对本例患者予通脉温阳灸调理五脏六腑功能,温补肾阳,滋补肾阴,交通心肾,使水火既济,神自安睡。

案3 岳某,女性,37岁,2019年6月3日初诊。

主诉:睡中易醒2个月。

现病史:患者近2个月因思虑过度出现睡眠减少,多梦易醒。

初诊:现患者素体脾胃虚弱,深夜加班,有"慢性胃炎"病史。睡眠不深,时有心慌、健忘、头晕目眩,神疲乏力,面色不华,不思食,饮食减少,舌淡红,苔薄白,脉细弱。

诊断:西医诊断为睡眠障碍;中医诊断为不寐,心脾两虚证。

治则:中医予通脉温阳灸健脾养心、安神助眠,每次施灸1.5小时,每周治疗1次。

具体操作方法:刺灸法,取穴关元、中脘、足三里,施以补法;三阴交、安眠、印堂施以平补平泻法。

2019年6月10日二诊:睡眠明显改善,食欲好转,头晕目眩、神疲乏力明显缓解。后又连续治疗4周,患者基本痊愈。2个月后随访症状无复发。

按语:患者平素脾胃虚弱,加之思虑过度,思则气结,暗耗心血,心神失养,则不寐。脾虚不能运化水谷精微,气血生化乏源,日久则心阴不足,阴虚生内热,热极生火,扰乱心神,导致失眠。睡眠,是维持人体正常心理和生理活动的基本要素之一,对人体缓解疲劳、保持情绪稳定、促进大脑正常发育、提高免疫力等有着不可替代的作用。现代医学一般多用镇静催眠类药物治疗失眠,虽疗效迅速但难以治根,且此类药物长时间服用会产生精神萎靡、嗜睡等副作用。

《灵枢·寒热论》曰:"阳气盛则瞋目,阴气盛则瞑目。"《灵枢·刺节真邪》言:"泻其有余,补其不足,阴阳平复。"不寐的基本病机是阴阳失衡,脏腑不和。针灸疗法具有协调阴阳、调理脏腑的作用,使机体阴平阳秘以改善睡眠。"胃不和则卧不安",脾胃不和亦是引起不寐的病因,患者平素脾胃虚弱、经常工作至夜深,劳心过度,伤心耗血,暴饮暴食,饮食不节,伤及脾胃而致胃气不和,酿生痰热,壅于中焦,使脾阳不运,气血生化不足而无以上奉于心,影响心神而致不寐,故治疗上取穴足三里、中脘、三阴交调和脾胃则眠安。

案 4 陶某,男性,39 岁,2019 年 11 月 4 日初诊。

主诉:失眠 5 个月。

现病史:5 个月前因工作加班,心情烦躁不安致夜间入睡困难。

初诊:现患者入睡困难,睡中易醒,伴胸闷脘痞,口苦痰多,头晕目眩,面红目赤,口苦咽干,食欲不振,便秘,尿黄,舌红,苔薄黄,脉滑数。

诊断:西医诊断为睡眠障碍;中医诊断为不寐,痰热内扰证。

治法:西医予地西泮 5 mg qn;中医予通脉温阳灸疏肝解郁、化痰安神,每次 1.5 小时,每周治疗 1 次,同时予心理疏导。

具体操作方法:针刺法,取穴足三里(双侧)、太冲(双侧)、内关(双侧)、丰隆、四神聪,施以平补平泻法;少冲(双侧)刺络放血,可疏肝解郁,清热安神。

2019 年 11 月 11 日二诊:患者自觉睡眠明显改善,精神尚佳,情绪稳定,胁痛明显缓解,二便调,舌红,苔薄白,脉细数。原方案继续治疗 2 周,患者症状好转,能够安然入睡。2 个月后回访,症状未复发。

按语:心主神明,神安则寐,痰火扰心,心神不安则不寐。肝主疏泄,情志不遂,郁怒伤肝,肝气郁结,肝气横逆犯脾,脾失健运,不能运化水湿,湿聚为痰,郁久化热,痰热扰动心神,神不安则不寐。

本例患者因情志不遂,心情烦躁不安致肝郁气滞,横逆犯脾生痰,痰湿郁久化热,痰热内扰心神,神不守舍而致不寐。《古今医统大全》有云:"痰火扰心,心神不宁,思虑过伤,火炽痰郁而致不寐者多矣。有因肾水不足,真阴不升而心阳独亢,亦不得眠。有因脾倦火郁,夜卧遂不疏散,每至五更随气上升而发躁,便不成寐,此宜应用快脾发郁、清痰抑火之法也。"本例患者因情志不遂而心情烦躁不安,致使肝郁气滞,横逆犯脾生痰,痰湿郁久化热而内扰心神,导致神不守舍而不寐。治疗上,中医针刺取足三里、太冲、内关、丰隆、四神聪以理气解郁和化痰祛湿,进而使神定眠安。

第十四节　自汗、盗汗

汗证是指因人体阴阳失调、营卫不和、腠理失密而致的以汗液外泄失常为主要表现的一类疾病。患者不因外界环境因素的影响,白昼时时汗出,动辄益甚者称为自汗;睡眠中汗出,醒后汗止者称为盗汗。本病相当于西医多汗症。

多汗症是由交感神经过度兴奋而引起汗腺过多分泌的一种疾病,见于甲状腺功能亢进、自主神经功能紊乱、风湿热、低血糖、虚脱、休克和结核病、肝病、黄疸等疾病。病因大致可分功能性失调和器质性疾病两大类。功能性失调多与自主神经功能紊乱有关,器质性疾病多与神经损伤有关。

一、中医认识

1.历史沿革

《黄帝内经》中对"汗"早有认识,认为汗为心之液,与心的关系密切。《素问·宣明五气》云:"五脏为液,心为汗。"危重疾病阶段患者往往伴有汗出，《素问·经脉别论》谓："惊而夺精，汗出于心"，《灵枢·经脉》言："六阳气俱绝则阴与阳相离，离则腠理发泄，绝汗乃出，故旦占夕死，夕占旦死。"

肺、脾、肾、肝与汗的关系密切。肺气虚，则卫气不足，不能宣发肌表，致卫外不固，腠理开泄而汗出。如《素问·脉要精微论》云："肺脉搏坚而长，当病唾血，其软而散者，当病灌汗，至今不复散发也。"《素问·水热穴论》云："所谓玄府者，汗空也。"肾为一身阴阳之根本，劳则气耗，故肾气亏虚可致汗出。如《素问·水热穴论》所言："勇而劳甚，则肾汗出"，《素问·经脉别论》言："持重远行，汗出于肾。"脾胃为后天之本，可化生气血津液。汗者，乃津液化生，源于水谷之精气，脾胃亦为汗之源；脾胃病，则津液气化异常，可致汗出。若脾胃气虚，即劳倦耗伤脾胃之气，卫气化生不足亦致腠理疏松而汗出。《素问·经脉别论》云："摇体劳苦，汗出于脾。"肝藏血，主疏泄，血者水也。血及津液的输布代谢有赖于气机的调畅。肝的疏泄功能正常，则气能行津，故肝的疏泄作用能促进津液的输布代谢。七情所伤，肝失疏泄，汗出异常，正如《素问·经脉别论》所云："疾走恐惧，汗出于肝。"肝与胆相表里，若邪客少阳，枢机不利，热迫津泄而汗出。《灵枢·经脉》曰："胆足少阳之脉……是主骨所生病者……汗出振寒。"

自汗、盗汗之名均首见于东汉张仲景的《金匮要略》。《伤寒论·辨太阳病脉证并治上》云："风温为病，脉阴阳俱浮，自汗出，身重，多眠睡"，《伤寒论·辨太阳病脉证并治下》云："太阳病，脉浮而动数……头痛发热，微盗汗出而反恶寒者，表未解也。"

宋代陈无择在《三因极一病证方论·自汗证治》中对自汗、盗汗做了鉴别，即"无问昏醒，浸浸自出者，名曰自汗；或睡着汗出，即名盗汗，或云寝汗。"元代朱丹溪对自汗、盗汗进行了区分，《丹溪心法·盗汗》曰："盗汗者，谓睡而汗出也，不睡则不能汗出。方其熟睡也，凑凑然出焉，觉则止而不复出，非若自汗而自出也。"《丹溪心法》云："自汗属气虚、血虚、湿、阳虚、痰……盗汗属血虚、阴虚。"明代戴原礼在《证治要诀·盗汗自汗》中说："眠熟而汗出者，曰盗汗，又名寝汗。不分坐卧而汗者,曰自汗。伤风、伤暑、伤寒、伤湿、痰嗽等自汗,已各载本门。其无病而常自汗出,与病后多汗,皆属表虚……荣血漏泄。"金代成无己认为,自汗有表里、虚实差异,盗汗为邪在半表半里。《伤寒明理论·自汗》云:"自汗之证,又有表里之别焉,虚实之异焉。""杂病盗汗者,责其阳虚也;伤寒盗汗者,非若杂病之虚,是由邪气在半表半里使然也。"

　　明代虞抟在《医学正传·汗证》中对自汗、盗汗的临床表现、病因病机和治疗进行了鉴别。他认为"其自汗者,无时而濈濈然出,动则为甚,属阳虚,胃气之所司也;盗汗者,寐中而通身如浴,觉来方知,属阴虚,营血之所主也。大抵自汗宜补阳调卫,盗汗宜补阴降火。"

　　明代张介宾在《景岳全书·汗证》中提出,自汗、盗汗各有阳虚、阴虚之异,而不限于阳虚自汗、阴虚盗汗。《景岳全书》云:"以余观之,则自汗也有阴虚,盗汗亦多阳虚……若人之寤寐,总由胃气之出入,胃气者阳气也,人于寐时则胃气入于阴分,此时非阳虚于表者而何?所以自汗盗汗亦各有阴阳之症,不得谓自汗必属阳虚,盗汗必属阴虚也。然则阴阳有异,何以辨之?曰:但定其有火无火,则或阴或阳,自可见矣!盖火盛而汗出者,以火烁阴,阴虚可知也;无火而汗出者,以表气不固,阳虚可知也。"

　　清代叶天士在《临证指南医案》中云:"阳虚自汗治宜补气以卫外;阴虚盗汗治当补阴以营内",指出自汗重在补气,盗汗重在补阴。清代王清任在《医林改错·血府逐瘀汤所治之症目》中对血瘀导致汗证的治疗做了补充。王清任在《医林改错》中记载:"竟有用补气、固表、滋阴、降火服之不效,而反加重者,不知血瘀亦令人自汗、盗汗,用血府逐瘀汤……"

2. 病因病机

　　汗证病因复杂,主要有体虚久病、七情所伤、饮食伤中;基本病机为阴阳失调,腠理不固而致汗液外泄失常。病变涉及肝、心、脾、胃、肺、肾。病理性质属虚者为多。自汗多属气虚不固,盗汗多属阴虚内热。因肝火、湿热等邪热所致者,属实证。

(1)体虚久病:患者素体虚弱,或劳欲太过,或久病耗伤气血阴阳,均可使营卫不足。若营阴不足,则阴虚生内热,逼津外泄,临床可见夜寐盗汗。若卫气不足,腠理不固,则津液外泄,可见时时汗出,动辄益甚。这是由于劳则耗气,卫气益损之故。外伤于风、暑,营卫不足,阴阳失调,又使营卫失和,腠理不密而致汗泄失常,主要表现为汗出恶风、周身酸楚、时寒时热,也可表现为半身或局部汗出。《灵枢·营卫生会》云:"此外伤于风,内开腠理,毛蒸理泄,卫气走之,固不得循其道,此气慓悍滑疾,见开而出,故不得从其道,故命曰漏泄。"《素问·生气通天论》曰:"因于暑,汗。"《素问·疟论》曰:"夏伤于大暑,其汗大泄。"

(2)七情所伤:若情志不舒,肝郁化火,邪热郁蒸,迫津外泄致汗出。《素问·经脉别论》云:"惊而夺精,汗出于心……疾走恐惧,汗出于肝。"若思虑太过,耗伤心血,阴血不足,则虚火内生,迫津外泄而致阴虚盗汗。汗为心液,肝藏血,出汗异常可反映心肝二脏的虚损。《诸病源候论》云:"汗多则损于心,心液为汗。"《诸病源候论》云:"心主于汗,心脏偏虚,故其液妄出也。"《诸病源候论》云:"肝藏血,心之液为汗。言肝心俱伤于邪,故血从肤腠而出也。"《诸病源候论》云:"汗血者,肝心二脏虚故也。肝藏血,而心主血脉,心之液为汗。肝是木,心是火,母子也。血之行,内在腑脏,外通经络。劳伤肝心,其血脉虚者,随液发为汗而出也。"

(3)饮食伤中:饮食偏嗜,多食辛辣厚味,或饥饱失常,或饮酒过量,损伤脾胃,酿湿成热,湿热内蕴,迫津外泄,临床可见蒸蒸汗出,头面部汗出较甚,食后尤显。《素问·经脉别论》言:"饮食饱甚,汗出于胃。"《素问·病能论》言:"汗出如浴,恶风少气……病名曰酒风。"《诸病源候论》云:"黄汗之为病,身体洪肿……此由脾胃有热,汗出而入水中浴,若水入汗孔中,得成黄汗也。"

二、诊断依据

《中医内科病证诊断疗效标准》(ZY/T001.1-94)中认为自汗、盗汗诊断依据有3点。

(1)不因外界环境影响,在头面、颈胸或四肢全身出汗者。

(2)昼日汗出溱溱,动则益甚为自汗;睡眠中汗出津津,醒后汗止者为盗汗。

(3)必要时,行胸部X线检查、痰涂片找抗酸杆菌及做抗"O"、血沉、黏蛋白、T_3、T_4等检查,以排除肺痨、痹证、甲亢等。

三、证候分类

《中医内科病证诊断疗效标准》(ZY/T001.1-94)中将自汗、盗汗分4个证型。

(1)肺卫不固证:头面、颈胸部时时出汗,活动后尤甚。怕风,平素易感冒,倦怠乏力,面色白,舌淡,苔薄白,脉弱。

(2)营卫不和证:汗出恶风寒,肢体酸楚,或有微热,或半身或局部出汗,苔薄白,脉缓。

(3)阴虚火旺证:寐中头、颈、胸背或全身出汗,汗出而醒,心烦身热,口渴咽干,唇红,或午后潮热,颧红,舌红,苔薄白,脉细数。

(4)气阴两虚证:自汗、盗汗,畏寒,劳累后加重,神倦乏力,咽干口渴,舌红,苔薄白,脉细数。

四、医案

案1 唐某,女性,49岁,2018年4月9日初诊。

主诉:夜间汗出3个月。

现病史:近3个月患者夜间睡眠中反复出汗,汗出而醒,醒后汗止。

初诊:患者夜间汗出,醒后汗止,在外院检查,甲状腺功能、血常规、甲状腺彩超均未见明显异常。头、颈、胸背出汗明显,伴有心烦,口渴咽干、口唇干燥,腰膝酸软,每于下午出现身热颧红,舌红,苔少,脉细数。

诊断:西医诊断为围绝经期综合征;中医诊断为汗证,阴虚火旺证。

治法:西医予谷维素 20 mg tid;中医予通脉温阳灸治疗,每次 2 小时,每周治疗 1 次,配合知柏地黄丸。嘱患者饮食清淡,少食辛辣刺激性食物,保持心情舒畅。

2018 年 4 月 16 日二诊:症状明显缓解,治疗 1 日后,夜间盗汗明显减少,继续予通脉温阳灸治疗。

2018 年 4 月 23 日三诊:患者基本痊愈,情绪稳定,心情舒畅,近 1 周夜间未再出汗。2 个月后随访,病情无复发。

按语:根据症状、病史,考虑患者为围绝经期综合征病程中出现的盗汗。隋代医家巢元方认为,无论自汗、盗汗,属阳虚者多,非阴虚一因。《诸病源侯论·虚劳盗汗候》云:"盗汗者,因眠睡而身体流汗也。此由阳虚所致。"《诸病源侯论·伤寒病后虚汗候》云:"夫诸阳在表,阳气虚则自汗。"患者素体阴虚,阴不敛阳,虚火内盛,迫津外泄,发为本病。阴阳互根互用,"善补阴者,必于阳中求阴",故予本例患者通脉温阳灸以温阳益阴,同时配合知柏地黄丸,使阴阳双补,标本兼治。

案 2:邓某,女性,51 岁,2018 年 7 月 10 日初诊。

主诉:汗出异常 2 年。

现病史:2 年前患者汗出异常,吃饭时头面部出汗较多,后逐渐加重,活动后出汗明显,白昼、夜间均有汗出,伴有畏寒,劳累后加重,神倦乏力,咽干口渴,不思食,舌红,苔薄白,脉细数。在外地医院、诊所治疗后,症状不能缓解。外院检查甲状腺功能正常,排除器质性疾病,为求进一步诊治就诊我院。

初诊:现患者自汗、盗汗,于思虑、劳累后症状加重,神倦乏力,畏寒,咽干,口渴,食欲不振,小便清长,大便稀,多梦,舌淡红,苔薄白,脉细数。

诊断:西医诊断为围绝经期综合征;中医诊断为汗证,气阴两虚证。

治法:西医予谷维素 30 mg tid;中医予通脉温阳灸益气健脾、收敛止汗,每周上午治疗 1 次,每次 1.5 小时。连续治疗 4 次后,患者症状明显好转,出汗减少,畏寒症状减轻,食欲改善,口渴、咽干症状缓解。又治疗 1 个月,症状未见加重。

按语:凡汗出异常者属中医"汗证"。本病病机为因阴阳失调,腠理不固而致汗液外泄失常。病程日久或病变重者,会出现阴阳虚实错杂的情况。自汗久,则耗气伤阴;盗汗久,则伤阳,出现气阴两虚或阴阳两虚之证。邪热郁蒸,病久伤阴,则见虚实兼夹之证等。汗证以更年期综合征者之肝肾亏虚、冲任不调证多见。妇女处于更年期后,由于内在的生理规律,肾气已衰,肾阴亏损,致阴不维阳,虚火内扰,津液不能内守,外泄为汗;又肾阳亏损,气不卫外,开合失司,腠理不固,津液外泄为汗;加之肾为五脏之本,妇女处于更年期,则五脏功能低下且变化较快,故各脏腑不能司其职而造成气血津液代谢紊乱,产生汗证。"血为汗之源",冲脉调理十二经脉气血,为血海;任脉总督周身之阴脉,故治疗上以调补冲任为主。心主血,肾藏精,精神过用,亡血失精,致血虚精亏,虚火内生,阴津被扰,不能自藏而外泄为汗而发本病。本例患者处于更年期,阴血亏虚,虚火迫津外泄,在白昼发为自汗,在夜间表现为盗汗,于夏季行三伏灸,属冬病夏治之法,能收到事半功倍之效。

案 3 张某,女,33 岁,2018 年 8 月 2 日初诊。

主诉:潮热汗出伴经期提前 1 年余。

现病史:患者 1 年前汗出异常,手足心汗出,伴潮热,无明显诱因下出现月经提前,周期 21～27 日,经期 3～5 日,量多色暗红,质黏稠有血块,经前及经期偶有小腹部疼痛,末次月经时间为 2018 年 7 月 27 日。

初诊:现患者仍有潮热、汗出,经前及经期腹痛不适,伴神倦乏力,腰酸软,头晕失眠,心烦口渴,纳差,大便干结,小便黄,舌红少津,苔薄黄,脉细数。甲状腺彩超示弥漫性甲状腺损害。甲状腺功能 FT_4 56.12 pmol/L,FT_3 21.45 pmol/ L,TSH 0.001 IU/mL,A—TPO 203.2 IU/mL,A—TG 379 IU/mL。妇科彩超示子宫内膜 0.55 cm,双侧附件未见明显异常。

诊断:西医诊断为桥本氏甲状腺炎并甲亢,月经不调;中医诊断为汗证,阴虚火旺证。

治法:西医予甲巯咪唑片 20 mg qd;中医予通脉温阳灸治疗,每周 1 次,每次 1.5 小时,同时服用六味地黄丸。

2018 年 8 月 9 日二诊:盗汗及手足心出汗减轻,体力有所恢复,仍有心烦失眠,腰酸软,食欲不佳,二便调,舌红,苔薄黄,脉细数。嘱患者饮食清淡且富于营养,保持心情舒畅,劳逸结合。中西医治疗同前。

2018 年 8 月 26 日三诊:月经于 24 日来潮,周期 28 天,量适中,色暗红,无血块,腰酸稍不适,无痛经及乳胀,盗汗明显缓解,手足心不再出汗,纳眠可,二便调,舌红,苔薄白,脉弦。原方案继续治疗 2 个月后,复查甲状腺功能已恢复正常。随访月经基本维持在 27～29 日,汗证已愈。

按语:桥本氏甲状腺炎合并甲亢,属中医"瘿病"范畴,临床可见患者月经先期、怕热出汗、心慌烦躁、多梦易醒、舌红少津、脉弦细数等。本病主要与肝肾阴虚、火热燥盛有关,中医予通脉温阳灸温补肾阳,调理五脏六腑,并用滋阴补肾基础方六味地黄丸以滋阴清热,契合本病病机。其中通脉温阳灸可温补肾阳,六味地黄丸可滋补肾阴,一为外治法,一为内治法,内外结合,益气固表,滋阴清热,标本兼治。

案 4 王某,女,47 岁,教师,2018 年 11 月 2 日初诊。

主诉:上半身汗出 2 个月。

现病史:患者平素体弱,易感冒,2 个月前因外出吹风受凉后出现上半身汗出,四肢酸楚,怕风怕冷,有时自觉面部烘热,时测体温不高,曾于外院就诊,诊为"围绝经期综合征",先后服用中药汤剂及"舒肝解郁胶囊""坤泰胶囊"等,疗效不佳。为求进一步诊治就诊我院。

初诊:现患者上半身烘热汗出明显,四肢酸楚,怕风,怕冷,手心易出汗,失眠多梦,乏力,食少,大便干,小便清长,舌淡红,苔薄白,脉缓。

诊断:西医诊断为围绝经期综合征;中医诊断为汗证,营卫不和证。

治法:西医予谷维素 30 mg tid;中医予通脉温阳灸治疗,每日 1 次,每次 1.5 小时。治疗 2 周后,患者上半身汗出症状减半,仍有失眠多梦,食欲好转,二便调。原方案继续治疗 1 个月,患者诉诸症好转,汗出症状消失,3 个月后随访病情无反复。

按语:本例患者素体不健,易感冒,外感风寒袭表,卫气不足,不能御邪外出,固护卫表,腠理不固,则津液外泄,表现为时时汗出,动辄益甚。这是由于患者正气不足,劳则耗气,卫气受损之故。外伤于风寒,则营卫不足,阴阳失调,营卫失和,则腠理不密致汗泄失常,故见汗出恶风、周身酸楚、时寒时热,表现为半身汗出。《灵枢·营卫生会》云:"此外伤于风,内开腠理,毛蒸理泄,卫气走之,固不得循其道,此气慓悍滑疾,见开而出,故不得从其道,故命曰漏泄。"《济生方·诸汗门》曰:"人之气血,应乎阴阳,和则平,偏则病。阴虚阳必凑,故发热自汗;阳虚阴必乘,故发厥、自汗。"治疗上以调和营卫、固表止汗为大法。中医予通脉温阳灸调理五脏六腑阴阳,以冀营阴内守,卫外固密,使机体重归于"阴平阳秘",从而改善更年期综合征的症状。

案 5 吴某,男,30 岁,2017 年 12 月 9 日初诊。

主诉:盗汗 3 年。

现病史:患者为长途汽车司机,3 年前出现盗汗,多于夜间两三点钟出汗,汗出即醒,醒后汗止,伴有腰膝酸软,阴囊潮湿,睾丸坠胀不适,口干唇燥,神疲乏力,小便黄赤,大便黏滞不爽,舌暗红,边尖有少量瘀点,苔黄腻,脉滑数。

初诊:现患者夜间仍有盗汗,伴腰膝酸软,睾丸坠胀不适,伴口干唇燥,夫妻性生活近期受影响,女方各项检查均未见异常。平素喜食辛辣,抽烟 1 日 1 包。精液常规检查示精液量 3.9 mL,精液 1 小时不液化,精子计数 $77× 10^6$/mL,精子存活率 70.1%,前向运动率 34.5%,畸形精子比例 18.8 %,白细胞增多。

诊断:西医诊断为男性不育症;中医诊断为汗证、不育证,肾虚湿热证。

治法:西医予维生素 E 5 mg tid;中医予通脉温阳灸配合针刺治疗,通脉温阳灸每次 1.5 小时,每周治疗 1 次。

具体操作方法:针刺法,取穴肾俞(双侧)、命门、太溪(双侧)、阳陵泉(双侧)、太冲(双侧),得气后留针 30 分钟,期间行针 1 次,每日 1 次,6 次为一个疗程,两个疗程间隔 1 日。嘱患者戒烟酒,少食辛辣及油腻之品,进食高蛋白食物,不熬夜。

2017 年 12 月 16 日二诊:患者盗汗症状缓解,口舌干燥及睾丸坠胀感消失,小便通利,大便顺畅,但仍有腰膝酸软,阴囊潮湿,性欲不强等,舌暗红,苔薄黄,脉细滑。复查精液常规示精液量 3.0 mL,30 分钟液化完全,精子计数 $93×10^6$/mL,存活率 76%,前向运动率 49.3%,畸形精子比例 10%。予五子衍宗丸加减调理 2 个月,后随访得知其妻于 2018 年 4 月妊娠,顺产一健康男婴。

按语:本例患者诊为汗证、男性不育症。《伤寒明理论》曰:"盗汗者,谓睡而汗出者也。"盗汗又称寝汗,"寝汗"之名最早出现于《素问·藏气法时论》,即"肾病者,腹大胫肿,喘咳身重,寝汗出,憎风"。精液不液化是导致不育的主要原因,与"精瘀""精凝""精热""精浊"等有关。精液不液化与肾虚及体内有湿、热、瘀三种致病因素密切相关。本例患者嗜烟酗酒,熬夜,经常跑长途,过度消耗精气,导致"阳常有余、阴常不足"的病理状态,阴精亏损,相火旺盛,热灼津液,致使精液黏稠不化,或饮食不节,嗜食辛辣肥甘而致脾胃损伤,脾失健运,湿浊停滞,易夹热邪,流注于下,干扰了精液的正常气化;或因求子心切,思虑过度,肝郁气结而气滞血瘀,或因久病不愈而成瘀,或由外伤致瘀,或因自身有痰浊日久而致痰瘀互结,瘀滞精道,气机不得敷布而影响精液液化。由此可见,本病以阴虚为本,湿、热、瘀三邪为标,属本虚标实之证,因此治疗上宜速除实邪,而后以补虚固本调理。本例应用中医通脉温阳灸温补肾阳、调理五脏六腑以清热除湿,可收事半功倍之效。治疗 1 个月后,患者盗汗缓解,精液液化正常,疗效显著,患者信心大增,唯精子计数及活动度欠佳,仍有肾虚表现,故予五子衍宗丸加减调理,后诸证悉除。

第十五节　癃　闭

　　癃闭是由于膀胱气化不利,以小便量少、排尿困难,甚则小便闭塞不通为主要特征的一类病证。其中小便不畅,点滴而短少,病势较缓者称为癃;小便闭塞,点滴不通,欲解不得,病势较急者称为闭。二者虽有程度上的差别,但都是指排尿困难,故合称为癃闭。

　　"癃"包括前列腺增生症、神经性尿闭、慢性尿潴留、尿路损伤、脊髓炎等;"闭"包括各种原因引起的急性尿潴留,如膀胱括约肌痉挛、产伤、尿路结石、腹部手术后尿潴留,以及肾功能不全引起的少尿、无尿等。

一、中医认识

1.历史沿革

春秋战国时期,《黄帝内经》中已有"癃闭"病名,且对病因病机有较详细的论述,如《素问·五常政大论》曰:"其病癃闭,邪伤肾也"。《素问·宣明五气》云:"膀胱不利为癃,不约为遗溺。"《素问·标本病传论》曰:"膀胱病,小便闭。"《灵枢·本输》云:"实则闭癃,虚则遗溺。"《灵枢·五味论》曰:"酸走筋,多食之,令人癃。"《灵枢·本输》云:"三焦者……实则闭癃,虚则遗溺,遗溺则补之,闭癃则泻之。"

东汉张仲景在《金匮要略》中认为,癃闭与膀胱气化不利、瘀血夹热、水湿互结和脾肾两虚有关,并创制了猪苓汤、五苓散、茯苓戎盐汤、蒲灰散、滑石白鱼散等方剂。

隋代巢元方在《诸病源候论·小便病诸候》中谓:"小便不通,由膀胱与肾俱有热故也。"

唐代孙思邈在《备急千金要方》中记载世界上最早关于导尿术和治小便不通的方剂13首。《备急千金要方·膀胱腑方》云:"胞囊者,肾膀胱候也,贮津液并尿。若脏中热病者,胞涩,小便不通……凡尿不在胞中,为胞屈僻,津液不通,以葱叶除尖头,内阴茎孔中深三寸,微用口吹之,胞胀,津液大通,便愈。"

元代朱丹溪认为,小便不通病因有气虚、血虚,有痰、风闭、实热之分,应对症治疗。《丹溪心法·小便不通》云:"小便不通有气虚、血虚,有痰、风闭、实热……气虚,用参、芪、升麻等,先服后吐,或参、芪药中探吐之;血虚,四物汤,先服后吐,或芎归汤中探吐亦可;痰多,二陈汤先服后吐……若痰气闭塞,二陈汤加木通、香附探吐之……"

明代张介宾对癃闭气虚不化及阴虚不能化阳亦有独到的见解。他在《景岳全书》中提出:"今凡病气虚而闭者,必以真阳下竭,元海无根,水火不交,阴阳痞隔……气不化水,则水腑枯竭者有之;水蓄不行,则浸渍腐败者有之。"

癃、闭既有相同点,又有区别。明代医家楼英在《医学纲目》中提出:"闭癃者,合而言之,一病也,分而言之,有暴久之殊。盖闭者,暴病,为溺闭,点滴不出,俗名小便不通是也。癃者,久病,为溺癃淋沥,点滴而出。"清代医家林佩琴在《类证治裁》篇提出:"闭者,小便不通。癃者,小便不利。"李中梓在《医宗必读》中认为,"闭与癃两证也,新病为尿闭,盖点滴难通也;久病为尿癃,盖屡出而短少也。"

清代李用粹基于五脏气机整体观,提出隔二、隔三治法,强调应辨别虚实寒热来论治。如《证治汇补·癃闭》云:"一身之气关于肺,肺清则气行,肺浊则气壅,故小便不通,由肺气不能宣布者居多,宜清金降气为主,并参它症治之。若肺燥不能生水,当滋肾涤热。夫滋肾涤热,名为正治;清金润燥,名为隔二之治;燥脾健胃,名为隔三之治。又有水液只渗大肠,小肠因而燥竭者,分利而已;有气滞不通,水道因而闭塞者,顺气为急。实热者,非咸寒则阳无以化;虚寒者,非温补则阳无以生;痰闭者,吐提可法;瘀血者,疏导兼行;脾虚气陷者,升提中气;下焦阳虚者,温补命门。"

清代程国彭对"癃闭"和"淋证"进行了鉴别,如《医学心悟·小便不通》所述:"淋则便数而茎痛,癃闭则小便短涩而难通。"

2.病因病机

癃闭主要由外邪侵袭、饮食所伤、七情内伤、尿路阻塞、久病年老等病因所致;基本病机为膀胱气化功能失调,病位主要在膀胱与肾,与三焦和肺、脾、肝密切相关。

(1)外邪侵袭:外邪侵袭或下阴不洁,湿热秽浊之邪上犯膀胱,膀胱气化不利,小便不通,则为癃闭;或热毒犯肺,肺热壅滞,肺气闭塞,肃降失司,水道通调失职,津液不能下输膀胱而成癃闭;或因燥热犯肺,肺燥津伤,水源枯竭,而成癃闭。如李用粹《证治汇补·癃闭》所言:"有热结下焦,壅塞胞内,而气道涩滞者。有肺中伏热,不能生水,而气化不施者。有脾经湿热,清气郁滞,而浊气不降者。有痰涩阻结，气道不通者。有久病多汗，津液枯耗者。有肝经忿怒，气闭不通者。有脾虚气弱，通调失宜者。《谢映庐医案》曰："有因冷结关元而寒凝不化。"《医宗必读》曰："若使肺燥不能生水，则气化不及州都。"《黄帝内经》云："热至则身热……血溢血泄，淋闭之病生矣。"

（2）饮食损伤：饮食不节，过食辛燥香辣、肥甘厚味之品，或嗜酒过度，导致脾胃运化功能失常，酿湿生热，阻滞中焦，湿热伤肾或下注膀胱，气化不利而发为癃闭；或饮食不足，脾虚化源不足，气血生化不足，中焦气虚甚或下陷，清阳不升，浊阴不降，致中焦气化无力而生癃闭。正如《灵枢·口问》所言："中气不足，溲便为之变。"

（3）七情内伤：惊恐、忧思、郁怒、紧张等七情过度，引起肝气郁结，疏泄失司，使三焦水液的运行及气化功能失常，则上焦肺不能输布津液、中焦脾不能运化水湿、下焦肾不能蒸腾气化水液，以致水道通调受阻，形成癃闭。《灵枢·经脉》曰："肝足厥阴之脉……是主肝所生病者……遗溺、闭癃。"《景岳全书·癃闭》曰："至若气实而闭者，不过肝强气逆，移碍膀胱。"

（4）尿路阻塞：瘀血败精、痰瘀积块或内生砂石阻塞尿路以致尿道不畅，排尿困难，形成癃闭。如《景岳全书·癃闭》所云："或以败精，或以槁血，阻塞水道而不通也……本非无水之证，不过壅闭而然……"《医贯·小便不通并不禁论》曰："若水停心下，不能下输膀胱者……"《医宗金鉴》曰："瘀血流渗胞中，多令小便淋闭。"

（5）久病年老：患者久病体虚或年老体弱，肾阳不足，命门火衰，蒸化无力，气不化水，膀胱贮藏功能失职，故尿不得出，乃"无阳则阴无以生"。或热病日久，津液耗损，以致肾阴不足，水府枯竭而无尿，即"无阴则阳无以化"。

尿闭不通，水液潴留体内，溢于肌肤则发为水肿；水气内停，上凌心肺，则发喘病、心悸；湿浊上逆犯胃，则成呕吐；脾肾衰败，气化不利，湿浊内壅，可致关格，预后多差。如《景岳全书·癃闭》所言："小水不通是为癃闭，此最危最急症也。水道不通，则上侵脾胃而为胀，外侵肌肉而为肿，泛及中焦则为呕，再及上焦则为喘。数日不通，则奔迫难堪，必致危殆。"

二、诊断依据

《中医内科病证诊断疗效标准》(ZY/T001.1 - 94)将癃闭病诊断依据分为以下 4 点。

(1)小便不利,点滴不畅,或小便闭塞不通,尿道无涩痛,小腹胀满。

(2)多见于老年男性,或产后妇女及手术后患者。

(3)男性直肠指诊检查可有前列腺肥大,或膀胱区叩诊有明显浊音。

(4)膀胱镜、B 超、腹部 X 线等检查有助于诊断。

三、证候分类

《中医内科病证诊断疗效标准》(ZY/T001.1 - 94)将癃闭分为 4 型。

(1)湿热下注证:小便量少难出,点滴而下,甚或涓滴不畅,小腹胀满,口干不欲饮,舌红,苔黄腻,脉数。

(2)肝郁气滞证:小便突然不通,或通而不畅,胁痛小腹胀急,口苦。多因精神紧张或惊恐而发,舌苔薄白,脉弦细。

(3)瘀浊阻塞证:小便滴沥不畅,或尿如细线,甚或阻塞不通,小腹胀满疼痛,舌紫暗,或有瘀斑,脉涩。

(4)肾气亏虚证:小腹坠胀,小便欲解不得出,或滴沥不爽,排尿无力,腰膝酸软,精神萎靡,食欲不振,面色白,舌淡,苔薄白,脉沉细弱。

四、医案

案 1 钱某,男,44 岁,2016 年 12 月 30 日初次就诊。
主诉:尿频、尿急、尿线变细 8 个月余。

现病史：1个月前患者上述症状加重伴尿等待、尿无力。平时工作多久坐，缺少运动，在外院诊断为前列腺增生，经理疗及药物治疗（口服坦索罗辛）疗效一般，为求进一步治疗就诊我院。

初诊：现患者小便次数增多，点滴不爽，尿等待，小腹坠胀，阴囊稍肿，腰酸膝软，精神倦怠，四肢乏力，舌淡胖，苔薄白，脉沉细。泌尿系彩超示前列腺体积增大（55 mm×36 mm×28 mm），边缘规整，内部回声欠均匀。

诊断：西医诊断为前列腺增生；中医诊断为癃闭，脾肾亏虚证。

治法：西医予保列治 5 mg qd 口服，中医予通脉温阳灸补肾健脾、化气利水，每次 1.5 小时，每周治疗 1 次。治疗期间嘱患者自我拍打腹部，每次 25 分钟，每日 1 次。

二诊：患者尿急、尿频症状好转，小腹坠胀感较前缓解，腰酸膝软症状减轻。中西医治疗同前。

三诊：患者精神状态明显好转，小腹部仍有轻微坠胀感，纳眠可，小便偶有痛感。中西医治疗同前。

四诊：患者症状基本消失，嘱其劳逸适当，避免受凉，不可久坐，随访症状无复发。

按语：本例患者年龄尚轻，但病程较久，平时工作多久坐，少运动，体质不强。癃闭反复发作，久病致虚，本病与膀胱、肾、三焦、肺、脾、肝等脏腑关系密切，故以通脉温阳灸治疗，以资先天来温补后天阳气。患者久病体虚，脾气虚弱，无以运化水液，造成小便闭塞不通；肾主水，由于肾气亏虚，无以调节全身水液代谢而致尿闭，故治疗上应培肾固本，扶助其正气，从整体上调节患者膀胱气化功能，进而改善前列腺增生症状。前列腺增生症患者往往小便频数、淋沥不尽，容易导致会阴部潮湿，若发生尿路感染，会给患者生活质量带来极大影响，甚至引起严重的精神负担。本例患者即因疾病迁延日久、病情反复、症状难愈而出现烦闷急躁、失眠多梦、精神不振，甚至健忘等症状，严重影响了临床治疗效果。因此，在治疗时，我们应对患者进行必要的心理疏导，在治疗过程中，耐心解答患者提出的问题，帮助其树立战胜疾病的信心。

案 2 孙某,女性,42 岁,2018 年 3 月 13 日初诊。

主诉:排尿困难 2 日。

现病史:患者 2018 年 2 月初因外出受凉,出现发热怕冷、咽痛、鼻塞、流清涕、舌淡红、苔薄白、脉浮紧,时测体温 38 ℃。自服感冒药、退热药(具体不详),体温恢复正常,但是第 3 天出现排尿困难,点滴而出,遂前往我院门诊就诊。患者既往有"风湿性关节炎"病史 6 年,于 2017 年已治愈。

初诊:现患者神清,精神可,排尿困难,点滴而出,咽喉微痛,有痰易咯,不恶寒发热,全身乏力,腰酸软,下腹疼痛,大便每日 1 次,舌红,苔薄黄微腻,脉滑数。血常规、尿常规未见明显异常。

诊断:西医诊断为尿潴留;中医诊断为癃闭,肺热壅盛证。

治法:未予西药治疗;中医予通脉温阳灸治疗,腰骶部施灸,每次 1.5 小时,每周治疗 1 次,并配合中药汤剂以葶苈大枣泻肺汤合八正散加减内服,每日 1 剂,分 2 次温服。嘱患者避风寒,不久坐,节饮食,调情志,多饮水。

2018 年 3 月 20 日二诊:患者腹痛减轻,排尿较前通畅,每日尿量增加,大约 1400 mL,咽喉疼痛好转,无咳嗽咳痰,乏力,大便如前,舌红,苔薄黄,脉滑数。仍予通脉温阳灸治疗并前方中药汤剂内服。

2018 年 3 月 27 日三诊:患者排尿较前通畅,腹痛好转,乏力缓解,舌红,脉滑数。停中药,仍予通脉温阳灸治疗,每周治疗 1 次。

2018 年 4 月 10 日四诊:患者排尿较通畅,无腹痛,乏力好转,生气时肠鸣加重,食欲尚可,舌质红,苔薄白,脉缓。1 个月后随访,症状无复发。

按语:患者感受风寒,郁而化热,邪热壅肺,肺失宣降,通调水道失司,水液不能下输膀胱,导致小便点滴而出,排尿不畅。本病病位在肺、膀胱,证属邪热壅肺证。肺失肃降,则通调水道失司,三焦气化不利,膀胱失司,故发为癃闭。治以清肺泄热,利尿通淋;方用葶苈大枣泻肺汤合八正散加减。通脉温阳灸具有隔姜灸、温灸器灸的特点,故予通脉温阳灸治疗,借助治疗器可从大椎至骶部全程施灸,或在脊柱分段施灸的优势治疗,现患者症状改善明显,随访症状无复发。

案 3　严某,女,31 岁,2019 年 4 月 18 日初诊。

主诉:剖宫产术后小便不出 1 个月。

现病史:患者 1 个月前在妇幼保健院行剖宫产术,手术后常规留置导尿管 24 h,拔管后小便不能自行排出,遂再次放置导尿管,7 日后拔管,小便仍不出,于是第 3 次导尿,10 日后拔出,小便仍不解,进行第 4 次导尿,患者无尿意,至今小便不能自解,遂求中医诊治。

初诊:现患者憋尿时小腹无胀满感,小便不自知,头晕乏力,面色白,腰膝酸痛,怕冷,纳差,舌淡红,苔白腻,脉沉细。

诊断:西医诊断为产后尿潴留;中医诊断为癃闭,脾肾阳虚证。

治法:未予西药治疗;中医予通脉温阳灸温阳补肾、益气健脾、通利小便,每次 1.5 小时,每周治疗 1 次,配合针刺治疗。

具体操作方法:针刺取穴气海、中极、八髎(双侧),每日 1 次,每次留针 30 分钟,每周 5 次。

2019 年 5 月 3 日二诊:患者小便自解,排尿通畅,大便正常,食欲尚可。中西医治疗同前。1 个月后随访患者症状无复发。

按语:产后尿潴留多为素体虚弱,复因临产劳力气伤,或失血过多,或手术麻醉后,痹阻下焦而影响膀胱气化。病位在膀胱,与三焦、肺、脾、肾密切相关。本例患者因手术后损伤气血,加之平素体虚,脾肾功能虚弱,导致阳气亏虚,气、血、水液运行失常而出现三焦气化不利。本病治疗以扶正补虚、畅通水道为主。通脉温阳灸为重灸法,借助艾叶、生姜温热之性和艾火燃烧的热力外调督脉穴、背俞穴、夹脊穴,并内合脏腑,疏通经络,调畅气血,进而使小便通利。

案 4　郝某,女,42 岁,于 2019 年 3 月 4 日初诊。

主诉:小便排出不畅、尿量减少3日。

现病史:患者3日前因与家人吵架后心情郁闷,憋尿不解,后欲解小便却排出不畅,点滴而下。

初诊:现患者小腹胀满,表情痛苦,精神紧张,胁痛,小腹胀急,烦躁不安,腰酸软无力,口苦,口干口渴,舌红,苔薄白,脉弦细。

诊断:西医诊断为神经性尿闭;中医诊断为癃闭,肝郁气滞证。

治法:未予西药治疗;中医予通脉温阳灸通利小便、疏肝解郁。具体在腰骶部以通脉温阳灸治疗。

具体操作方法:患者俯卧位,腰骶部常规消毒,涂搽药酒,平铺一层无菌纱布,放置于通脉温阳灸治疗器内,再将姜末均匀平铺于治疗器内,姜末表面摆放艾条段,治疗期间更换2次,施灸时间约1小时,患者自觉腰骶及腹部有温热感。治疗结束后,患者如厕,诉排出较多尿液,排尿通畅,小腹胀感明显缓解。嘱患者饮少量温开水,放松心情,次日复诊。

2019年3月5日二诊:患者诉小便正常排出,小便通畅,腹胀消失。中西医治疗同前。嘱其少量多次饮水,徐徐而入。3月7日电话随访,患者诉小便如常。2个月后随访,症状无复发。

按语:小便通畅有赖于三焦气化功能的正常,而三焦气化功能的正常又依赖于肺通调水道、脾运化水液、肾气化,以及肝疏泄功能的正常。肾主水,与膀胱相表里,与膀胱共司小便。体内水液的分布与排泄主要依赖于肾的气化,膀胱的气化亦由肾所主。肺属上焦,为水之上源;脾居中焦,为水液升降之枢纽,膀胱为下焦。朱丹溪认为:"上焦闭则下焦塞,譬如滴水之器,必上窍通而后下窍之水出焉。"《素问·经脉别论》云:"脾气散精,上归于肺,通调水道,下输膀胱……"《灵枢·经脉》曰:"肝足厥阴之脉……是主肝所生病者,胸满呕逆飧泄,狐疝遗溺闭癃。"肝主疏泄,调畅全身气机,气能行津,气行则津布,若气机不畅,则水液代谢失常,亦能致癃闭发生。癃闭是指小便量少,甚则闭塞不出,为本虚标实之证,病位在膀胱,与肝、脾、肺、肾、三焦等脏腑密切相关。膀胱气化不利是癃闭发生的基本病机。膀胱中尿液的及时排泄是通过肾中精气及膀胱之气的激发和固摄作用来调节的,如《素问·灵兰秘典论》中所云:"膀胱者,州都之官,津液藏焉,气化则能出矣。"若肾与膀胱功能失常,就会导致小便不利或癃闭、遗尿、小便失禁等,故《素问·宣明五气》中说:"膀胱不利为癃,不约为遗溺。"且本例患者因长时间憋尿不解而情志不舒,肝郁气滞,导致气机郁结,故肾与膀胱气化失司而发病。通脉温阳灸治疗利用其产生的温热刺激和艾条段燃烧产生的热量经督脉、膀胱经向患者全身输布来调畅其气机,使气行则津布,故而水道得通。

第十六节 头 风

头风又称头痛,多由气血不足、肝阳上亢、痰瘀互结而致清阳不升,或浊邪上犯致清窍失养而成,或感受外邪,使经络痹阻不通而发。临床多以头部眉弓以上至枕下部、颈上部范围疼痛为主要表现,是神经系统最常见的症状。头痛的病因很多,如神经痛、颅内感染、颅内占位病变、脑血管疾病或全身疾病。高血压病、脑动脉硬化亦可引起头痛。

一、中医认识

头为"诸阳之会""清阳之府",手足三阳经皆聚注于此,处于人体最高位置。肾主骨生髓,脑为髓海,头为髓海所居之所,全身气血津液皆灌注于头。本病病因不外外感、内伤两类,外感六淫等无形邪气阻遏清阳;或内因痰浊等有形实邪闭塞经络而致"不通则痛";亦或因血虚失养、肾精不足、髓海空虚、肝阳偏亢等内因导致清阳不升、脑神失养而出现"不荣则痛"。

本病病位在头,多为下虚上实证。《黄帝内经》认为,头痛的病因除了外感风、寒、湿、火、热等外邪外,尚有脏腑内热上冲犯头,如《素问·奇病论》曰:"帝曰:'人有病头痛以数岁不已,此安得之,名为何病?'岐伯曰:'当有所犯大寒,内至骨髓,髓者以脑为主,脑逆故令头痛,齿亦痛,病名曰厥逆。'"《素问·六元正纪大论》曰:"热至则身热,吐下霍乱……衄衊头痛",《素问·至真要大论》曰:"少阳司天,火淫所胜,则温气流行,金政不平。民病头痛,发热恶寒而疟……"《素问·至真要大论》又曰:"太阴之胜,火气内郁,疮疡于中,流散于外,病在胠胁,甚则心痛热格,头痛喉痹项强。"张仲景在《伤寒论》中分别论述了太阳、阳明、少阳、厥阴等经的头痛,因三阳经脉俱上行于头,足厥阴经脉亦会于巅顶,因此邪客于上述四经,使脉气阻滞,或邪气循经上逆,都可引起头痛。从病因来看,既有寒邪客于经脉所致;又有阳虚虚寒中阻致阳气不能上达而使头部经脉失于温煦所致。因寒邪客于筋脉者,治以辛温之剂以发散风寒;因阳虚虚寒中阻致阳气不能上达而使头部经脉失于温煦所致者,治以温阳散寒降浊。

此外,还有因水饮而致头痛者,治当攻逐水饮,如《伤寒论·辨太阳病脉证并治》曰:"太阳中风,下利,呕逆,表解者,乃可攻之。其人汗出,发作有时,头痛,心下痞硬满,引胁下痛,干呕短气,汗出不恶寒者,此表解里未和也,十枣汤主之。"《诸病源候论·膈痰风厥头痛候》中提出"风痰相结,上冲于头"可令头痛,"膈痰者,谓痰水在于胸膈之上,又犯大寒,使阳气不行,令痰水结聚不散,而阴气逆上,上与风痰相结,上冲于头,即令头痛。或数岁不已,久连脑痛,故云膈痰风厥头痛。"《太平圣惠方·卷四十》记载:"夫诸阳之脉,皆上行于头面,若人气血俱虚,风邪伤于阳经,入于脑中,则令头痛也……其真头痛不可疗也,余皆是风热、痰厥头痛者矣。"

宋代陈无择在《三因极一病证方论》中提出,头痛外因多为风寒暑湿,内因多为五脏气郁气血阴阳之厥等,不内外因为饮食。病位在头。治疗之法,当先审三因。三因既明,所施则无不切中也。南宋严用和认为,风寒侵袭、邪热上攻、阳气冲逆、肾虚痰厥等皆为致病之因。他在《严氏济生方》中云:"凡头痛者,血气俱虚,风、寒、暑、湿之邪伤于阳经,伏留不去者,名曰厥头痛。盖厥者逆也,逆壅而冲于头也。痛引脑巅,甚而手足冷者,名曰真头痛,非药之能愈……"

金代张子和首创通腑泄热之法治疗头痛。他认为,由于气机壅滞,腑气不通,升降失序,上下不通而致头痛,故用大承气汤通腑泻热,如《儒门事亲》曰:"不问男子妇人,患偏正头痛,必大便涩滞结硬,此无他。头痛或额角,是三焦相火之经及阳明燥金胜也。燥金胜,乘肝则肝气郁,肝气郁则气血壅,气血壅则上下不通,故燥结于里,寻至失明。治以大承气汤……"金代李东垣将头痛分为内伤与外感两大类,如他在《内外伤辨惑论》中说:"内证头痛,有时而作,有时而止;外证头痛,常常有之,直须传入里实方罢。此又内外证之不同者也。"他认为脾胃功能受损,可致清气不升,遂致头痛目眩,如《脾胃论》所云:"夫饮食失节,寒温不适,脾胃乃伤……脾胃一伤,五乱互作,其始病遍身壮热,头痛目眩,肢体沉重……"其主张治疗此类头痛以风药为主,即"凡头痛,皆以风药治之者,总其大体而言之也,高巅之上,惟风可到。故味之薄者,阴中之阳,乃自地升天者也"。

明代王肯堂明确地提出了头痛的病因病机,如他在《杂病证治准绳·头痛》中提出:"凡此皆脏腑经脉之气逆上,乱于头之清道,致其不得营运,壅遏经隧而痛者也。盖头象天,三阳六腑清阳之气皆会于此,三阴五脏精华之血亦皆注于此。于是天气所发六淫之邪,人气所变五贼之逆,皆能相害,或蔽覆其清明,或瘀塞其经络,因与其气相薄,郁而成热则脉满,满则痛。"他论述了外感六淫邪气和内生痰湿以及气虚、血虚均可引起头痛,"若邪气稽留则脉亦满,而气血乱故痛甚,是痛皆为实也。若寒湿所侵,虽真气虚,不与相薄成热,然其邪客于脉外则血泣脉寒,寒则脉缩卷紧急,外引小络而痛,得温则痛止,是痛为虚也。如因风木痛者,则抽掣恶风,或有汗而痛。因暑热痛者,或有汗,或无汗,则皆恶热而痛。因湿而痛者,则头重而痛,遇天阴尤甚。因痰饮而痛者,亦头昏重而痛,愦愦欲吐。因寒而痛者,绌急恶寒而痛。各与本脏所属,风寒湿热之气兼为之状而痛。更有气虚而痛者,遇劳则痛甚,其脉大。有血虚而痛者,善惊惕,其脉兀。用是病形分之,更兼所见证察之,无不得之矣。"

　　明代李中梓认为,头痛之证多因风、寒与虚,如他在《医宗必读·头痛》所云:"经之论头痛,风也,寒也,虚也。运气论头痛十条,《伤寒论》太阳头痛一条,皆六气相侵,与真气相搏,经气逆上,干清道,不得营运,雍遏而痛。"他详细辨别了虚、实、寒、热、风、湿、气、血诸痛之不同,认为"若邪气稽留,脉满而气血乱,则痛乃甚,此实痛也。寒湿所侵,真气虚弱,虽不相搏成热,然邪客于脉外,则血涩脉寒、卷缩紧急,外引小络而痛,得温则痛止,此虚痛也。因风痛者,抽掣恶风。因热痛者,烦心恶热。因湿而痛者,头痛而天阴转甚。因痰痛者,昏重而欲吐不休。因寒痛者,绌急而恶寒战栗。气虚痛者,恶劳动,其脉大。血虚痛者,善惊惕,其脉兀。"

　　清代医家何梦瑶以内外虚实分证,他认为"头为清阳之分,外而六淫之邪相侵,内而脏腑经脉之邪气上逆,皆能乱其清气,相搏击致痛。须分内外虚实。实者,其人血气本不虚,为外邪所犯,或蔽覆其清明,或壅塞其经络,或内之实火上炎,因而血瘀涩滞,不得通行而痛,其痛必甚,此为实。虚者,其人气血本虚,为外邪所犯,或内之浊阴上干,虽亦血瘀涩滞,不能通行,而搏击无力,其痛不甚,此为虚。"清代医家王清任开创了活血化瘀法治疗头痛的先河,创制了通窍活血汤,他在《医林改错》中提出:"头痛有外感,必有发热恶寒之表症,发散可愈;有积热,必舌干、口渴,用承气可愈;有气虚,必似痛不痛,用参芪可愈。查患头痛者……百方不效,用此方一剂而愈。"

二、诊断依据

　　《中医内科病证诊断疗效标准》(ZY/T001.1-94)将头痛病诊断依据分为3点。

　　(1)头痛部位多在头部一侧额颞、前额、巅顶,或左或右辗转发作,或呈全头痛。头痛的性质多为跳痛、刺痛、昏痛、隐痛,或头痛如裂等。头痛每次发作可持续数分钟、数小时、数天,也有持续数周者。

（2）隐袭起病，逐渐加重或反复发作。

（3）应查血常规，测血压，必要时做腰椎穿刺、骨髓穿刺、脑电图。有条件者，做经颅多普勒、CT、磁共振等检查，以明确头痛病因，排除器质性疾病。

高血压病常有头痛、头晕，动脉血管收缩压和/或舒张压增高（静息时收缩压≥140 mmHg 和/或舒张压≥90 mmHg），常伴有心、脑、肾和视网膜等器官功能性或器质性改变。

三、证候分类

《中医内科病证诊断疗效标准》（ZY/T001.1－94）将头痛分为5个证型。

（1）肝阳上亢证：头痛而胀，或抽掣而痛。痛时常有烘热，面红目赤，耳鸣如蝉，心烦口干，舌红苔薄黄，脉弦。

（2）痰浊上扰证：头痛胀重，或兼目眩。胸闷脘胀，恶心食少，痰多黏白，舌质淡苔白腻，脉弦滑。

（3）瘀阻脑络证：头痛反复，经久不愈，痛处固定，痛如锥刺，舌紫暗或有瘀斑苔白，脉细弦或细涩。

（4）气血亏虚证：头痛绵绵，两目畏光，午后更甚，神疲乏力，面色白，心悸寐少，舌淡苔薄，脉弱。

（5）肝肾阴虚证：头痛眩晕，时轻时重。视物模糊，五心烦热，口干，腰酸腿软，舌红少苔，脉细弦。

十三五规划教材《中医内科学》将头痛分为外感头痛和内伤头痛两类。

外感头痛

（1）风寒头痛证：头痛时作，连及项背，呈掣痛样，时有拘急收紧感，常伴恶风畏寒，遇风尤剧，头痛喜裹，口不渴，舌淡红，苔薄白，脉浮或浮紧。

（2）风热头痛证：头痛而胀，甚则头胀如裂，发热或恶风，面红目赤，口渴喜饮，便秘尿赤，舌尖红，苔薄黄，脉浮数。

（3）风湿头痛证：头痛如裹，肢体困重，胸闷纳呆，小便不利，大便或溏，舌淡，苔白腻，脉濡。

内伤头痛

（1）肝阳头痛证：头胀痛而眩，以两侧为主，心烦易怒，口苦面红，或兼胁痛，舌红，苔薄黄，脉弦数。

（2）血虚头痛证：头痛而晕，心悸怔忡，神疲乏力，面色少华，舌质淡，苔薄白，脉细弱。

（3）气虚头痛证：头痛隐隐，时发时止，遇劳则加重，纳食减少，倦怠乏力，气短自汗，舌淡，苔薄白，脉细弱。

（4）痰浊头痛证：头痛昏蒙沉重，胸脘痞闷，纳呆呕恶，舌淡，苔白腻，脉滑或弦滑。

（5）肾虚头痛证：头痛且空，眩晕耳鸣，腰膝酸软，神疲乏力，少寐健忘，遗精带下，舌红，少苔，脉细无力。

（6）瘀血头痛证：头痛经久不愈，痛处固定不移，痛如锥刺，或有头部外伤史，舌紫暗伴瘀斑瘀点，苔薄白，脉细或细涩。

四、医案

案1 赵某，女，68岁，2018年3月14日初诊。

主诉：反复头痛5年余。

现病史：5年前患者无明显诱因下出现头痛，以巅顶部胀痛为主，休息后可缓解，情绪激动时头痛加重，无恶心呕吐、视物模糊、发热恶寒、肢体乏力等，头痛发作时自服镇痛药可缓解，但易反复发作。曾就诊省内多家医院诊为"血管性头痛"，予对症治疗但疗效不佳，患者既往有"高血压"病史20年，平素规律服用"硝苯地平控释片30 mg qd"控制血压，血压控制尚可。半个月前外院头颅MRI＋MRA检查示无明显异常，为求进一步诊治就诊我院。

初诊：现患者巅顶部胀痛，伴心烦口干，面色潮红，腰背部畏寒，腰膝酸软，夜尿多，食欲不振，睡眠差，舌红，苔薄黄，脉弦。查体：BP135/80 mmHg，神经系统查体未见明显阳性体征，肩井穴（双侧）

压痛（＋），天宗穴（双侧）压痛（＋），心俞穴（双侧）压痛（＋）。

诊断：西医诊断为血管性头痛；中医诊断为头痛，肝阳上亢证。

治法：西医予硝苯地平控释片 30 mg qd；中医予通脉温阳灸补益肝肾、潜阳熄风治疗，每周 1 次，每次 1.5 小时。

具体操作方法：刺灸法，取穴百会、四神聪、风池（双侧）、肩井（双侧）、天宗（双侧）、心俞（双侧）、太冲（双侧），得气后留针 30 分钟，每日 1 次，6 次为一个疗程。嘱患者调畅情志，注意饮食清淡且富于营养。

2018 年 3 月 21 日二诊：患者头痛明显减轻，腰背怕冷症状改善，食欲好转。原方案继续治疗 7 日后，症状明显好转，遂停针刺治疗，仍予通脉温阳灸巩固治疗 4 次，随访半年无头痛。

按语：患者以"头痛"为主要临床表现，结合病史、相关检查可排除动脉瘤、动静脉畸形及脑出血等危险疾病。目前患者血压控制尚可，考虑到其既往西药治疗效果不佳，故运用中医辨证、经络穴位辨证论治，以发挥中医诊疗优势。患者现主诉巅顶部头痛，结合辅助症状及舌脉表现，诊断为头痛，辨证为肝阳上亢证。又考虑患者腰背部畏寒、腰膝酸软、夜尿多、食欲不振、睡眠差、纳寐欠佳等症状为久病体虚、脾肾阳虚所致，故予通脉温阳灸治疗，可温补脾肾、滋补肝肾之阴、调理五脏六腑功能。本例患者病情复杂，属虚实夹杂证，阴虚、阳虚、肝阳、肝郁皆有表现，治当标本兼治，补虚泻实。患者经艾灸、针刺治疗后，阴虚、阳虚症状改善明显，头痛也得到明显改善，随访亦未见头痛复发。

案 2 李某，男，53 岁，2018 年 11 月 28 日初诊。

主诉：反复头痛 7 个多月。

现病史：患者 7 个月前因血压升高出现头痛症状，尤以太阳穴胀痛为主，头痛剧烈，影响日常生活和工作，无恶寒发热、偏瘫麻木、恶心呕吐，时测血压 165/95 mmHg，心电图示心动过速，经降压对症治疗后，血压、心率恢复正常（琥珀酸美托洛尔缓释片 47.5 mg qd），头痛减轻,但常反复发作,尤其在劳累及精神紧张后症状加重。患者曾多次在外院治疗,口服盐酸硫必利后,症状稍缓解,但停药后病情反复,为求进一步诊治就诊我院。既往"高血压病"病史 7 个月,平素规律服用琥珀酸美托洛尔缓释片(47.5 mg qd),血压控制尚可。

初诊: 现患者头痛头胀,胸闷脘胀,恶心食少,痰多黏白,二便调,舌淡红边有齿痕,苔白腻,脉弦滑。查体:BP:135/85 mmHg,四肢肌力、肌张力正常。头颅 MRI+MRA 检查未见明显异常。

诊断: 西医诊断为高血压病;中医诊断为头痛,痰浊上扰证。

治法: 西医予琥珀酸美托洛尔缓释片 47.5 mg qd;中医予通脉温阳灸通络止痛、健脾化痰,每周 1 次,每次 1.5 小时。

具体操作方法: 刺灸法,取穴百会、四神聪、风池(双侧)、脾俞(双侧)、肾俞(双侧)、丰隆(双侧)、侠溪(双侧),得气后留针 30 分钟,每日 1 次,6 次为一个疗程。嘱患者调畅情志,饮食清淡且富于营养。

2018 年 12 月 5 日二诊: 头痛有好转,胸闷脘胀缓解,无恶心,食欲改善,舌淡红,苔白微腻,脉滑。根据脉症,仍予通脉温阳灸治疗,针刺取穴,加足三里温针灸,更换 3 壮。

2018 年 12 月 12 日三诊: 症状明显好转,故停针刺治疗,继续予患者通脉温阳灸治疗 3 次。2 个月后电话随访,患者头痛症状未再复发。

按语: 本例患者头痛胀重,胸闷脘胀,恶心食少,痰多黏白,二便调,舌淡红边有齿痕,苔白腻,脉弦滑。结合其病史,诊为头痛,辨证为痰浊上扰证。治疗上予健脾化痰、疏通经络、止痛等对症治疗。经通脉温阳灸及辨证取穴针刺治疗后,目前患者诸症缓解,经治疗 6 周后,患者头痛症状消失,疗效稳固。

案 3 患者,男,41 岁,2018 年 3 月 12 日初诊。
主诉: 发作性头痛 2 年,加重 1 个月。

现病史:患者 2 年前因受凉后出现头痛,以前额为主,怕风,受凉后症状加重,在外院诊断为"血管神经性头痛",近 1 年来头痛发作频繁。1 个月前患者淋雨后再次出现头痛,持续不能缓解。头颅经磁共振检查未见明显异常,经西医治疗效果不明显,为求进一步诊治就诊我院。

初诊:现患者血压正常,头痛,头重如裹,肢体困重,胸闷纳呆,怕冷,面色苍白,睡眠差,大便稀,舌淡,苔白腻,脉濡。

诊断:西医诊断为血管神经性头痛;中医诊断为头痛,风湿阻络证。

治法:西医予尼莫地平片 30 mg tid 扩张脑血管、改善脑供血治疗;中医予通脉温阳灸通络止痛、健脾化痰、祛风散寒除湿,每周 1 次,每次 1.5 小时。

具体操作方法:刺灸法,取穴百会、四神聪、风池(双侧)、脾俞(双侧)、阴陵泉(双侧)、丰隆(双侧)、内关(双侧)、颈夹脊(双侧),得气后留针 30 分钟,每日 1 次,6 次为一个疗程。嘱患者保暖防寒,适当运动,增强体质。

2018 年 3 月 19 日二诊:头痛减轻,怕冷好转,舌淡,苔薄白,脉细,中西医治疗同前。

2018 年 3 月 26 日三诊:头痛未再发作。3 个月后随访,头痛无复发。

按语:湿邪重浊、黏腻,寒凝气血运行不畅,血瘀络滞,又寒湿易伤阳气,且风为百病之长,故风寒湿三邪合并侵袭头部,致经络不通而引起头痛。本例患者为淋雨受凉所致头痛,可见风、寒、湿侵袭乃外因,日久因风寒未愈留邪而遗留头痛头凉、怕风怕冷的症状。治当祛风散寒,除湿通络,中医予通脉温阳灸以温阳散寒除湿,结合针刺疗法疏通经络,经络通则痹痛止,进而诸症缓解,病趋向愈。

参 考 文 献

[1] 贺成功,龙红慧,蔡圣朝,等.蔡圣朝主任医师通脉温阳灸治疗经验[J].成都中医药大学学报,2014,37(3):90-92.

[2] 贺成功,龙红慧,蔡圣朝,等.影响灸法治疗效果的因素浅析[J].中医学报,2015,30(9):1373-1376.

[3] 贺成功,蔡圣朝,龙红慧,等.梅花二十四灸及应用[J].山东中医药大学学报,2013,37(2):104-106.

[4] 贺成功,龙红慧,蔡圣朝,等.数联组合灸法[J].辽宁中医药大学学报,2015,17(7):88-91.

[5] 杨坤,蔡圣朝,朱才丰,等.温阳活血铺灸法为主治疗原发性骨质疏松症临床研究[J].中国针灸,2014,34(6):555-558.

[6] 王明明,蔡圣朝.蔡圣朝教授治疗强直性脊柱炎临床经验[J].中医外治杂志,2016,25(4):63-64.

[7] 吴萌萌,蔡圣朝.通脉温阳灸联合氯诺昔康治疗腰椎间盘突出症急性期30例临床观察[J].安徽医药,2019,23(9):1875-1878,1911.

[8] 贺成功,蔡圣朝,袁卫华,等.蔡圣朝主任医师灸法特点探析[J].上海针灸杂志,2012,31(2):74-76.

[9] 贺成功,蔡圣朝.通脉温阳灸在针灸专业实习生实训教学中的应用研究[J].中国民间疗法,2018,26(11):17-18.

[10] 贺成功,蔡圣朝.通脉温阳灸机理探析及器械设计[J].上海针灸杂志,2011,30(6):429-431.

[11] 贺成功,龙红慧,徐斌,等.贺氏针灸器械源流考[J].河南中医,2019,39(7):993-996.

[12] 贺兴辉,龙红慧,唐巍,等.贺氏针灸器械流派的学术源流及特点[J].中国民间疗法,2019,27(2):11-12,18.

[13] 蔡圣朝.可调式通脉温阳灸治疗器:CN203447501U[P].2014-02-26.

[14] 贺成功,蔡圣朝,龙红慧,等.督灸盒[P].中国:201010227539.2.

[15] 贺成功,蔡圣朝,龙红慧.片段式督灸盒:CN101889948A[P].2010-11-24.

[16] 贺成功.组合式督灸盒:CN201734953U[P].2011-02-09.

[17] 贺成功.一种督灸盒[P].中国:CN2010200298546.7.[P].2011-05-04.

[18] 贺成艳,卢飞,贺成功,等.通脉温阳灸治疗床:CN202236266U[P].

2012 - 05 - 30.

[19] 贺成功,蔡圣朝,龙红慧.督灸治疗床:CN102028618A[P].2011 - 04 - 27.

[20] 贺成功,龙红慧,杨宪章,等.一种无烟型艾灸治疗床:CN201524241U[P].2010 - 07 - 14.

[21] 贺成功,龙红慧,杨宪章,等.艾烟净化器[P].中国:ZL200920240245.6.

[22] 贺成功,蔡圣朝,袁卫华,等.艾烟净化车[P].中国:ZL201120056128.1.

[23] 贺成功,蔡圣朝,张远玲,等.艾烟处理系统:CN105126590A[P].2015 - 12 - 09.

[24] 贺成功,濮燕屏,蔡圣朝.通脉温阳灸艾烟处理器:CN206044977U[P].2017 - 03 - 29.

[25] 贺成功,董亮,杨宪章,等.艾条碳化管:CN201906187U[P].2010 - 11 - 17.

[26] 贺成功,蔡圣朝,袁卫华,等.艾条点火炉:CN201969007U[P].2011 - 09 - 14.

[27] 贺成功,蔡圣朝,张瑜,等.成批艾炷制作器:CN203447499U[P].2014 - 02 - 26.

[28] 贺成功,吴兆梅,胡玲,等.通脉温阳灸治疗原发性干燥综合征临床研究[J].河南中医,2020,40(9):1407 - 1410.

[29] 姜泉,路志正.路志正调理脾胃治疗风湿病学术思想传承及临床应用研究[D].北京:中国中医科学院.2012.

[30] 中华医学会骨科学分会关节外科学组.骨关节炎诊疗指南(2018 年版)[J].中华骨科杂志,2018,38(12):705 - 715.

[31] 孙聪,范永升.范永升教授祛湿通络法论治类风湿关节炎经验[J].中华灾害救援医学,2020,8(4):225 - 227.

[32] 谭希,徐永跃,邱冬妮,等.强直性脊柱炎动物模型归类及其机制研究与进展[J].中国组织工程研究,2017,21(11):1783 - 1789.

[33] 痛风的诊断依据、证候分类、疗效评定——中华人民共和国中医药行业标准《中医内科病证诊断疗效标准》(ZY/T001.1 - 94)[J].辽宁中医药大学学报,2017,19(3):224.

[34] 中国康复医学会颈椎病专业委员会.中国颈椎病诊治与康复指南[M].北京:中国康复医学会,2010.

[35] 李平华.肩周炎[M].北京:人民军医出版社,2004.

[36] 骨痹的诊断依据、证候分类、疗效评定——中华人民共和国中医药行业标准《中医内科病证诊断疗效标准》(ZY/T001.1 - 94)[J].辽宁中医药大学学报,2017,19(1):224.